Favour Maduike-Ezeibe

Nutrição Animal Introdutória

Favour Maduike-Ezeibe

Nutrição Animal Introdutória

GUIAS DE ESTUDO PARA ESTUDANTES UNIVERSITÁRIOS

ScienciaScripts

Imprint

Any brand names and product names mentioned in this book are subject to trademark, brand or patent protection and are trademarks or registered trademarks of their respective holders. The use of brand names, product names, common names, trade names, product descriptions etc. even without a particular marking in this work is in no way to be construed to mean that such names may be regarded as unrestricted in respect of trademark and brand protection legislation and could thus be used by anyone.

Cover image: www.ingimage.com

This book is a translation from the original published under ISBN 978-620-3-92992-8.

Publisher:
Sciencia Scripts
is a trademark of
Dodo Books Indian Ocean Ltd. and OmniScriptum S.R.L publishing group

120 High Road, East Finchley, London, N2 9ED, United Kingdom
Str. Armeneasca 28/1, office 1, Chisinau MD-2012, Republic of Moldova, Europe
Printed at: see last page
ISBN: 978-620-4-06352-2

NUTRIÇÃO ANIMAL INTRODUTÓRIA

Produção Animal Introdutória

Guias de estudo para Graduados

Escrito e editado por

Favour Maduike-Ezeibe, DVM (UNN), MSc (UAM)

Autor

Favour Maduike-Ezeibe, DVM (UNN), MSc (UAM)

Professor do Departamento de Bioquímica Veterinária e
Produção Animal Faculdade de Medicina Veterinária Michael
Okpara Universidade de Agricultura, Umudike, Estado de Abia,
Nigéria.

Tabela de Conteúdos

CAPÍTULO UM

Introdução à Nutrição Animal e definição dos termos básicos de nutrição

1.1 Breve introdução da Nutrição Animal

A alimentação adequada dos animais é a chave para o sucesso da produção pecuária. Uma boa nutrição pode aumentar a eficiência alimentar e a taxa de ganho em animais. Os animais devem ser alimentados com dietas que satisfaçam as suas necessidades. Se as suas necessidades não forem devidamente atendidas, os animais não crescerão, não se reproduzirão ou não produzirão leite, e possivelmente poderão morrer. A nutrição animal centra-se nas necessidades alimentares dos animais domesticados, especialmente os animais na agricultura e na produção alimentar, mas também nos jardins zoológicos, aquários e gestão da vida selvagem. Uma melhor nutrição animal pode aumentar a qualidade da produção animal, o que pode levar à produção de carne de melhor qualidade, ovos mais saudáveis e lã mais forte. Muito de qualquer nutriente é um desperdício e pode revelar-se prejudicial para o animal. Uma deficiência de nutrientes pode resultar em crescimento atrofiado e baixa produção. Os nutrientes necessários para um crescimento adequado em todos os animais são chamados nutrientes essenciais.

1.2. Definição

A seguir estão alguns dos termos mais comuns usados quando se discute nutrição animal.

A nutrição é o processo de tomar os alimentos e utilizá-los para obter energia, crescimento e reparação dos tecidos corporais. Também pode ser definido como o processo de transformar os alimentos em tecidos vivos e mantê-los.

A nutrição animal é o processo de tomar os alimentos por um animal e sua utilização no organismo.

Modos de Nutrição

O método de obtenção de alimentos por um organismo é chamado modo de nutrição. Existem dois modos de nutrição. Eles são:

1) Autotrófico

2) Heterotrofio

Tipos de Nutrição Heterotroférica

Existem três tipos de modo heterotrófico de nutrição. Eles são:

i) Nutrição saprotrófica

ii)   Nutrição parasitária

iii)   Nutrição Holozóica

Nutrição saprotrófica

Sapro significa podre. Há organismos que se alimentam de matéria orgânica morta e em decomposição para obter o seu alimento. Estes organismos alimentam-se de madeira podre de árvores mortas e em decomposição, folhas podres, animais mortos, pão podre, etc. Tais organismos são chamados de saprófitas.

Fungos e muitas bactérias são saprófitas. Estas saprófitas decompõem a matéria orgânica complexa dos mortos e a matéria orgânica em decomposição em substâncias mais simples fora do seu corpo. Estas substâncias mais simples são então absorvidas pelas saprófitas.

Nutrição Parasitária

É aquele modo de nutrição em que os organismos se alimentam de outros organismos vivos, chamados seus hospedeiros, sem matá-los. Os organismos que se alimentam de uma maneira são chamados de parasitas.

Os parasitas prejudicam o hospedeiro, que pode ser uma planta ou um animal. Os parasitas causam doenças à humanidade, aos animais domésticos e às colheitas. Fungos, bactérias, algumas plantas como a cuscuta e alguns animais como o plasmodium e os vermes redondos são submetidos a um modo parasitário de nutrição.

Nutrição Holozóica

O Holozóico é um modo de nutrição em que os organismos comem alimentos sólidos. O alimento pode ser um produto vegetal ou um produto animal. Neste processo, um organismo ingere o material alimentar orgânico complexo no seu corpo e depois digere o alimento que é depois absorvido pelas células do corpo. O alimento não absorvido é jogado para fora do corpo dos organismos pelo processo de e ingestão. Homem, gato, cão, urso, girafa, nevoeiro, peixe, etc., têm o modo holozóico de nutrição.

Diferentes Passos no Processo de Nutrição em Animais

O processo de nutrição em animais envolve os cinco passos seguintes: Ingestão, Digestão, Absorção, Assimilação e Ingestão.

A ingestão é o processo de ingestão de alimentos.

Digestão: Neste processo, as partículas maiores dos alimentos são decompostas em partículas menores, solúveis em água.

Absorção é o processo pelo qual os alimentos digeridos são levados para a corrente sanguínea através da parede intestinal.

Assimilação: O alimento absorvido é usado para energia, crescimento e reparação das células do corpo.

A **ingestão** é o processo pelo qual os alimentos não digeridos são removidos do corpo sob a forma de fezes.

As plantas podem preparar seus próprios alimentos pelo processo de fotossíntese, mas os animais obtêm seus alimentos das plantas, seja diretamente comendo plantas ou indiretamente comendo outros animais que comem plantas. Alguns animais comem tanto plantas como outros animais.

Com base nos hábitos alimentares, os animais podem ser divididos em três grupos. Eles são

(i) Herbívoros (ii) Carnívoros (iii) Omnívoros

Herbívoros: Os herbívoros são animais que dependem de plantas e frutos para a sua nutrição. Vacas, cabras, ovelhas, búfalos, etc., são herbívoros.

Carnívoros: Os carnívoros são animais que dependem de outros animais para se alimentarem. Leões, tigres, lobos são alguns exemplos de carnívoros.

Omnívoros: Estes incluem organismos que comem tanto plantas como animais. Humanos, ursos, cães e corvos são omnívoros.

Diferentes Passos no Processo de Nutrição em Animais

O processo de nutrição em animais envolve os cinco passos seguintes: Ingestão, Digestão, Absorção, Assimilação e Ingestão.

A **ingestão** é o processo de ingestão de alimentos.

Digestão: Neste processo, as partículas maiores dos alimentos são decompostas em partículas menores, solúveis em água.

Absorção é o processo pelo qual os alimentos digeridos são levados para a corrente sanguínea através da parede intestinal.

Assimilação: O alimento absorvido é usado para energia, crescimento e reparação das células do corpo.

A **ingestão** é o processo pelo qual os alimentos não digeridos são removidos do corpo sob a forma de fezes.

Um **nutriente** é uma substância contida nos alimentos que é necessária para que um organismo viva e cresça.

Ração- é a ração que um animal recebe durante 24 horas. A ração pode ser alimentada de uma só vez ou estar disponível em vários pontos ao longo do dia.

Ração balanceada - é a quantidade de ração que irá fornecer a quantidade e proporção adequada de nutrientes necessários para um animal realizar um propósito específico, como crescimento, lactação de manutenção ou gestação. Pode ser definida como uma ração com todos os nutrientes na proporção certa ou uma ração que forneça todos os nutrientes essenciais nas quantidades adequadas necessárias para o desempenho óptimo do animal.

Ad libitum- refere-se à disponibilidade ilimitada de algo ou tanto quanto se deseje.

Ração de manutenção - é uma ração dada a um animal para manter o seu peso. O animal não perde nem ganha peso.

Matéria seca (DM): Forragem - água = Matéria Seca

A matéria seca é simplesmente o que resta de uma planta quando a água é removida. Como o conteúdo de água das plantas é altamente variável, o DM é usado como um termo padrão para a alimentação animal e é expresso como uma percentagem da quantidade total consumida. A matéria seca contém a energia, proteínas, vitaminas e minerais necessários ao gado para a manutenção e produção.

Consumo de matéria seca (DMI): Matéria seca - fezes = Digestibilidade da matéria seca

A ingestão de matéria seca é a quantidade de matéria seca ingerida por um animal por dia, expressa como uma percentagem do peso vivo. O DMI é influenciado por muitos fatores, incluindo a diversidade de ração disponível, o pastoreio seletivo das espécies preferidas e a presença e concentração de compostos secundários nas plantas. Em um extenso terreno arbustivo como na zona árida, o DMI tem maior importância, pois o nível de sódio e compostos secundários pode ser alto e isto pode limitar o DMI do seu gado.

Digestibilidade da matéria seca (DMD): Matéria seca - fezes = Digestibilidade da matéria seca

A digestibilidade da matéria seca é a percentagem de DMI que pode ser digerida. Isto não inclui a matéria que não é digerida pelo animal e que passa como fezes. Por exemplo, se um animal consome 5 kg de matéria seca e passa

1 kg de matéria seca, então o DMD é de 4 kg (ou 80%). Este é o material que é usado pelo animal para a sobrevivência e processos de produção.

Digestibilidade da matéria orgânica seca (DOMD)

A digestibilidade da matéria orgânica seca é a proporção da matéria orgânica na matéria seca digerível que pode ser digerida por um animal. Isto é calculado através da incineração da matéria seca e da medição das cinzas restantes, que são indigestíveis.

Proteína bruta (CP)

A proteína bruta é uma medida do conteúdo de nitrogênio da ração e inclui proteína (proteína verdadeira) e nitrogênio não protéico (NPN). Toda a proteína é absorvida do intestino delgado. Há uma fonte adicional de proteína disponível para ruminantes na forma de proteína microbiana sintetizada no rúmen.

A proteína consumida pelo animal é (amplamente) categorizada em dois grupos:

- proteína ruminal degradável (RDP)
- proteína não degradável do rúmen (RUP)

  O PDR inclui proteína verdadeira e NPN e está disponível para micróbios ruminais. Eventualmente o RDP passa para o abomaso como proteína microbiana. Se não houver um PDR adequado na dieta, a capacidade do rúmen (e dos micróbios ruminais) de funcionar irá sofrer. Portanto, a energia disponível para o animal pode estar comprometida e espera-se que o desempenho animal sofra.

  O UDP, como o nome sugere, não pode ser utilizado pelos micróbios ruminais e, portanto, é passado pelo animal na mesma forma em que foi consumido pelo animal. Por vezes é referido como proteína de bypass.

  A proteína bruta é considerada uma medida imprecisa de proteína em sistemas de pastagem intensiva onde a alimentação pode ser feita sob medida. Isto deve-se ao facto da proteína bruta poder incluir uma medida de proteína que é "ligada" e não está disponível para o gado (ou para os micróbios ruminais). Para sistemas de pastagem extensiva, como os de terras arbustivas, a proteína bruta é geralmente uma medida adequada, dado que a oferta de ração nestes sistemas é bastante diversificada. No entanto, se você tiver alguma preocupação com a proteína dietética disponível para os seus animais, você deve discuti-la com um nutricionista de animais.

Fibra detergente neutra (NDF)

A fibra detergente neutra é o componente estrutural da planta, tal como as paredes celulares. Ela fornece a maior parte do volume de ração consumida e é digerida lentamente. O NDF afeta a ingestão diária de matéria seca pelo gado: quanto maior o nível de NDF na dieta, menor é a ingestão. Isto é essencialmente porque a ração contém demasiada fibra, o que atrasa a digestão e limita a ingestão. É importante notar que à medida que uma planta amadurece, a FDN aumenta.

Fibra ácida detergente (ADF)

Esta é a parte menos digerível da planta. As plantas com baixo ADF são frequentemente mais altas em energia.

Crescimento - é largamente definido como aumento de músculo, ossos, órgãos e tecidos conjuntivos

Alimentação animal
Palatável - refere-se a agradável ao paladar ou aceitável por um animal.
Energia líquida - é a energia real disponível para utilização para o crescimento e desenvolvimento. A energia líquida refere-se à quantidade de energia de alimentação realmente disponível para a manutenção, crescimento e produção animal. Conceitualmente, NE total é a porção de energia metabolizável (ME) restante após a energia gasta no calor corporal (ou "incremento de calor da alimentação") ser deduzida, (i.e., NE = ME - incremento de calor da alimentação).
Energia digerível: A energia digerível fornece uma indicação da quantidade real de energia de uma ração que pode estar disponível para uso pelo animal. É estimada subtraindo a energia perdida nas fezes (energia fecal ou FE) da energia bruta de ingestão (GE), (isto é, DE = GE - FE). A energia digerível é comumente usada para avaliar a alimentação de aves e cavalos.
Energia Metabolizável: A energia metabolizável é igual à energia bruta de

alimentação menos a energia perdida nas fezes, urina e produto gasoso da
digestão:

ME = GE - FE (energia nas fezes) - (energia na urina) - - (energia nos gases)
ME = DE (energia digerível) - (energia na urina) - - (energia nos gases)
Porque, DE = GE - FE

Concentrado: são alimentos de baixa fibra de alta energia. Exemplos são (1)
Grãos de cereais e seus derivados, como cevada, milho, aveia, centeio, trigo.
(2) Farinhas ou bolos de óleos de alta proteína (soja, semente de algodão,
amendoim e seus derivados).

Roughage: os materiais vegetais são para consumo por um animal. Pode ser
referido como alimento com maior teor de fibras. Exemplos são forragens e
ervas daninhas.

A **energia bruta** em um alimento é definida como d energia química total
medida a partir da combustão completa da ração em um calorímetro de
bomba. A energia bruta refere-se à energia total em uma ração antes de
contabilizar as perdas devidas às funções digestivas, metabólicas e produtivas
normais. É determinada pela medição da quantidade de calor produzida
quando uma ração é completamente oxidada em um calorímetro de bomba.
Plantas herbáceas: vegetação não lenhosa, ou a parte suculenta, folhas e
caules de plantas herbáceas. Exemplos são as forbos (flores silvestres) e
gramíneas ou a biomassa de plantas herbáceas geralmente acima do solo, mas
incluindo raízes e tubérculos comestíveis.

Forragem: partes comestíveis valiosas de plantas que podem fornecer ração
para animais de pasto. Ovos de sobrancelha, erva e mastro.

Procurar: crescimento de folhas e galhos de arbustos, videiras lenhosas e outra
vegetação não herbácea disponível para o consumo animal.

Forb: qualquer planta herbácea de folha larga que não é uma erva não é como
a erva.

Mastro: são frutos e sementes de arbustos, videiras lenhosas, árvores e outra
vegetação não herbácea disponível para o consumo animal.

1.3 Nutrientes são substâncias que compõem uma refeição ou componentes de
alimentos que podem ser metabolizados por um organismo e utilizados pelo
organismo:

1. Construir e reparar tecido corporal
2. Fornecer energia
3. Regulamentar processos corporais.

Os nutrientes podem ser divididos em cinco categorias. Estes são água, energia
(hidratos de carbono e gorduras), proteínas, vitaminas e minerais.

A quantidade destes nutrientes necessários no corpo depende da quantidade:

1. A espécie do animal: se o animal é um simples estômago ou um

ruminante

2. Objectivo do animal: se o animal é mantido para (a) Produção de ovos, carne, leite ou lã
   (b) Lactação/reprodução
   (c) Crescimento
   (d) Manutenção
3. O tamanho do animal: Muitos microorganismos têm requisitos nutricionais simples e incluem (a) Elementos inorgânicos como ferro, selénio e zinco.
   b. Água
   c. Nitrogênio
   d. Energia

Enquanto animais superiores, incluindo o homem, requerem necessidades nutricionais mais complexas. Ao contrário dos ruminantes (vacas, ovelhas e cabras), animais simples ou monogástricos (homem, galinhas e porcos) necessitam de proteínas e vitaminas mais completas na sua dieta porque não as podem produzir.

CAPÍTULO DOIS

A água como nutriente

2.1 Definição de Água

A água é um líquido incolor, transparente, inodoro e sem sabor que forma os mares, lagos, rios e chuva e é a base dos fluidos dos organismos vivos. É o nutriente mais essencial para a vida porque é necessária em quantidades que excedem a capacidade do organismo de a produzir. Todas as reações bioquímicas ocorrem na água. Preenche os espaços dentro e entre as células e ajuda a formar estruturas de grandes moléculas como proteínas e glicogénio. A água é o nutriente mais barato e mais abundante. A água deve estar a uma temperatura confortável. A água potável está normalmente entre 40oF e ^{65oF} para manter o desempenho animal.

Observe o seguinte:

1. 65 a 70% do peso corporal à nascença é água.
2. 40 a 50% do peso corporal de um animal na comercialização é água.
3. 90 a 95% do sangue é água.

2.2 As fontes de água para o animal incluem:

1. Bebendo
2. Alimentos
3. Metabolismo (decomposição dos nutrientes).

2.3 Importância da água

A água deve ser disponibilizada e avaliável aos animais para beber e precisa de ser fresca, limpa e abundante para garantir a ingestão máxima. Os animais são mais sensíveis à falta de água do que de alimentos. Se a ingestão de água for limitada, a primeira indicação é que a ingestão de ração é reduzida. À medida que a ingestão de água se torna severamente limitada, a perda de peso é rápida e o corpo desidrata. A desidratação com uma perda de 10 por cento é considerada grave, e uma perda de 20 por cento de água resulta em morte. Em comparação, uma perda de 40% do peso corporal seco causada pela fome geralmente não causa a morte. Se não houver água disponível ou retida de um animal, o animal compensa a fim de produzir água suficiente para manter o funcionamento normal do seu corpo. Primeiro, a excreção de urina e a água nas fezes são reduzidas. Segundo, o animal metaboliza os tecidos presentes para fornecer água metabólica, causando a perda de peso. Em terceiro lugar, o animal tenta manter o frio procurando sombra para reduzir a perda de água por evaporação e sudorese. Quarto, há uma redução no consumo de ração, a menos que a ração esteja rica em umidade. Em ambientes de baixa produção ou sobrevivência, os animais provavelmente desenvolveram estes mecanismos compensatórios como um meio de sobrevivência. Uma vez que os seus proprietários normalmente não fornecem água, os animais provavelmente desenvolveram uma resistência ao stress da seca e ao longo do tempo tornaram-se animais mais resistentes. Mas em alta produção, os animais devem ter acesso a um abastecimento de água limpa, fresca e abundante, sempre para dar ao proprietário o seu máximo desempenho.

Novas fontes de água devem ser testadas para nitritos, sulfatos, sólidos totais dissolvidos, salinidade, bactérias, pH e resíduos de pesticidas. Caso contrário, os animais afetados por essas impurezas da água geralmente saem da ração, ficam com infecções mais fáceis e têm problemas de fertilidade.

Os nitritos podem matar animais se ingeridos em dosagens suficientemente altas. Quando são absorvidos pela corrente sanguínea do animal exposto, impedem o sangue de transportar oxigénio e o animal morre por asfixia. Nitratos em quantidades mais baixas podem causar problemas reprodutivos em adultos e ganhos mais baixos em animais jovens. Altos sulfatos e sólidos totais dissolvidos causam diarréia. A toxicidade causada pela água salgada perturba o equilíbrio electrolítico dos animais. Infecções bacterianas causam perdas de bezerros, redução da ingestão de ração, aumento de infecções e diarréia. Água ácida (< 5,5) ou água alcalina (> 8,5) pode causar acidose ou alcalose, respectivamente. Estes animais afectados normalmente saem da alimentação, apanham infecções mais facilmente, e têm problemas de fertilidade. Os pesticidas não são directamente prejudiciais para o gado, mas a carne ou o leite produzido por eles pode estar contaminado se não for decomposto durante a digestão ou eliminado do animal.

2.4   Padrões de qualidade da água para o gado

Categoria de qualidade	Limite a manter	Produção no limite superior
Sólidos totais dissolvidos (TDS), mg/L	2,500	5,000
Cálcio, mg/L	500	1,000
Magnésio, mg/L	250	500+

Sódio, mg/L	1,000	2,000+
Arsênico, mg/L	1	desconhecido
Bicarbonato, mg/L	500	500
Cloreto, mg/L	1,500	3,000
Florida, mg/litro	1	5
Nitrato, mg/litro	200	400
Nitrito	nenhuma	nenhuma
Sulfato	500	1,000
Gama de pH	8.0 - 8.5	5.6 - 9.0
Limiar de salinidade em PPM		6.435 para concentrações de cavalos 7.150 para gado leiteiro 10.000 para gado bovino 12.900 para ovinos

2.5 Fatores que afetam a necessidade de água:

1. O tipo de dieta: Forragens verdes e ensilagem contêm 70 a 90% de água e fazem

contribuições significativas para as necessidades dos animais. Concentrados e feno contêm cerca de 7 a 15 por cento de água.

2.   A finalidade do animal: os animais que estão em lactação ou para lactação tomam mais água do que os que se destinam à produção de carne.

3.   O tipo de aparelho digestivo: ruminante ou não ruminante

4.   A qualidade da água é extremamente importante e pode afetar o consumo de ração e a saúde animal. Água de baixa qualidade normalmente resulta em redução do consumo de água e ração.

5.   Temperatura Ambiental: o aumento da temperatura leva a um aumento na entrada de água

2.6   Funções da água no animal:

É preciso água para isso: 1. Transporte de nutrientes

2.   As reacções químicas têm lugar na água

3.   Regulação de temperatura

4.   Mantém a forma das células do corpo

5.   Lubrifica e amortece o corpo

6.   A água também é necessária para a digestão, absorção, dissolução de nutrientes, eliminação de resíduos.

2.7   Consumo de água esperado de algumas espécies de gado adulto, dependendo do peso e da temperatura ambiente.

1.   Suíno - 1 1/2 a 3 galões/cabeça/dia
2.   Ovelhas/caprinos - 1 a 4 galões/cabeça/dia
3.   Poultry- 2 partes de água para cada parte de ração seca
4.   Cavalos - 8 a 12 galões/cabeça/dia
5.   Bovinos de corte - 6 a 18 galões/cabeça/dia
6.   Bovinos leiteiros - 10 a 30 galões/cabeça/dia

CAPÍTULO TRÊS

Energia

3.1 Nutrientes energéticos: provenientes de Hidratos de Carbono e Gorduras

A energia é a capacidade de fazer trabalho. A energia pode ser medida em calorias, quilocalorias (Kcal), mega calorias, joules, quilojoules, etc. Ela pode ser expressa de várias formas como nutrientes Digeríveis Totais (TDN), Energia Metabolizável (ME) e Energia Líquida (NE).

A energia combustível total em uma ração é chamada de Energia Bruta (GE). A energia bruta é medida com um calorímetro de Bomba. Quando a energia bruta na ração é ingerida e digerida por um animal, parte dessa energia é perdida em penas sob a forma de resíduo alimentar não digerido. Esta energia perdida nas fezes é chamada de energia fecal (FE). Esta perda reduziu o GE à energia digerível (DE) que é a energia derivada da digestão da ração. Outra energia perdida sob a forma de Urina (Urine energy, UE) e Gás exemplo: o metano (Gas energy, GE) deu origem à energia Metabolizável (ME) que é a energia para o metabolismo e também a energia disponível para o uso por um animal. Uma maior perda de energia sob a forma de calor (Heat energy) da fermentação e do metabolismo dos nutrientes na ração levará ao que chamamos de Net energy (NE). A energia líquida é a energia disponível para ser utilizada pelo animal para a manutenção e produção.

Matematicamente representado da seguinte forma:

Energia bruta - FE = Energia digerível (DE)

DE- (UE +G E) = Energia Metabolizável (ME)

ME- HE = Energia líquida (NE)

A Energia Bruta é a energia potencial total do alimento.

Energia fecal é a energia perdida na forma de resíduos alimentares não digeridos e produtos metabólicos que produzem energia.

Energia Digestável é a energia recebida pela digestão.

Os produtos gasosos da digestão são a energia perdida pelos gases combustíveis que escapam do corpo.

Energia urinária é a energia perdida na urina durante o metabolismo intermediário.

A Energia Metabolizável é a energia disponível para o animal para o metabolismo. O valor ME das rações é normalmente usado ao determinar as necessidades energéticas para porcos e galinhas. Normalmente é uma medida mais precisa da energia disponível para o animal.

Incremento de cio ou EA é o aumento da produção de cio depois de o animal consumir ração.

Energia Líquida é a quantidade de energia utilizada para manutenção e/ou produção.

A principal função da energia é que ela alimenta todos os processos corporais - respiração, caminhada, alimentação, crescimento, lactação e reprodução.

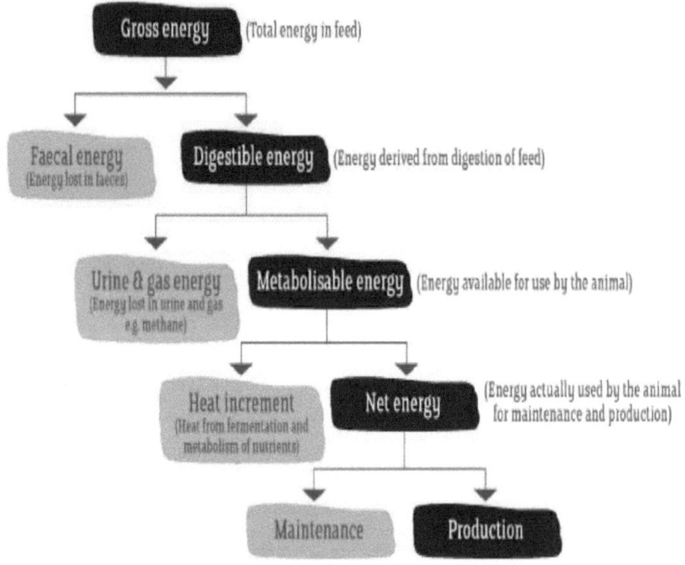

Figura 1Breakdown   *dos descritores de energia para animais*

3.2 Carboidratos: são compostos bioquímicos compostos apenas pelos elementos carbono, hidrogénio e oxigénio, e são a principal fonte de energia para os animais. Um carboidrato pode ser um açúcar, amido ou fibra. Os açúcares e amidos são facilmente digeridos, enquanto a fibra, que forma o material da parede celular das plantas, é mais difícil de digerir. Os animais obtêm a maior parte da energia necessária dos carboidratos nas rações. Os carboidratos são polímeros feitos de unidades básicas de açúcar, como glicose (a mais abundante), frutose, galactose, etc. As duas principais classes de carboidratos nas plantas são conhecidas como não-estruturais e estruturais. Aqueles que servem como reservas de armazenamento e energia e que estão disponíveis para um metabolismo mais rápido para fornecer energia (por exemplo, açúcares, amido e pectina) são referidos como carboidratos não estruturais. Aquelas frações de carboidratos que não são utilizadas para armazenamento de energia e que fornecem fibras e características anatômicas para rigidez e mesmo transporte de água são conhecidas como carboidratos estruturais (por exemplo, celulose fibrosa e hemi-celulose). Os carboidratos não estruturais estão mais disponíveis para o metabolismo energético do que os carboidratos estruturais. A principal função dos carboidratos é fornecer a energia que alimenta o movimento muscular. A energia para o movimento muscular é necessária não só para o exercício mas para muitas funções essenciais do corpo, tais como a respiração, a digestão e o batimento do coração. Os carboidratos também produzem calor corporal e o excesso de carboidratos é armazenado como gordura corporal. A matéria seca das plantas consiste em 75 a 80 por cento de hidratos de carbono. Ele forma a maior parte do fornecimento de ração de um animal.

3.2.1 Classificação dos Hidratos de Carbono

Os carboidratos_são_classificados_ pelo número de moléculas de açúcar em

1. **Os monossacarídeos** (açúcares simples) são carboidratos com 1 molécula de açúcar; os exemplos são

a. Glicose
b. Frutose
c. Galactose

2. Os **dissacarídeos** são carboidratos com dois monossacarídeos que se juntam.

a. Sacarose
b. Malatose
c. Lactose

3. **Oligossacarídeos** são carboidratos que consistem em três a dez monossacarídeos.

a. Ribose

b. Arabinoses

c. Xilose

4. **Polissacarídeos**

a. Amido. Armazenado em pequenas quantidades no corpo sob a forma de glicogénio no fígado.
b. Celulose. Todas as paredes das células vegetais são compostas de celulose.

c. Hemicelulose

d. Lignin

3.2.2 Funções dos hidratos de carbono

    a. Fornece energia
    b. Armazena energia
    c. Constrói macromoléculas
    d. Poupa proteínas e gorduras para outros usos

3.2.3 As fontes de carboidratos incluem aveia, cevada, milho, painço, milho guineense, trigo, etc.

3.3 Gorduras e óleos - Lípidos (ambos os extratos)

As gorduras são constituídas por carbono, hidrogénio e oxigénio. Produz aproximadamente 2,25 vezes mais energia do que os hidratos de carbono ou proteínas, e mais por unidade de peso. Uma gordura consiste em três ácidos gordos (ou seja, uma cadeia de hidrocarbonetos com um grupo ácido carboxílico numa extremidade) ligados a uma espinha dorsal de glicerol. Ou seja, uma gordura = Glicerol e 3 ácidos gordos. A diferença entre gorduras e óleos é que as Gorduras são sólidas à temperatura ambiente, enquanto os óleos são líquidos à temperatura ambiente. As gorduras têm pontos de fusão elevados em comparação com os óleos que têm pontos de fusão baixos. Também as gorduras têm um ponto de congelação mais alto do que os óleos. Os ácidos gordos ou são saturados ou insaturados. A presença de uma dupla ligação faz com que um ácido gordo seja insaturado. Quase todos os óleos vegetais estão na forma líquida e ricos em ácidos gordos insaturados, enquanto que a maioria das gorduras animais estão na forma sólida e são ricas em ácidos gordos saturados. Exemplos de ácidos graxos saturados são principalmente de origem vegetal e incluem óleo de algodão, azeite, óleo de linhaça Milho, soja, azeitona, açafroa, girassol, canola e óleo de amendoim, enquanto que os ácidos graxos saturados são principalmente de origem animal e são sebo, banha, gorduras mistas e graxa. A localização das gorduras no corpo do animal é logo abaixo da pele que envolve os órgãos internos, no leite. Nas plantas, as gorduras são encontradas no germe ou embrião da semente.

3.3.1 Ácidos gordos essenciais para animais:

a. Ácidos graxos oléicos
b. Ácidos graxos linoleicos
c. Ácidos graxos linolênicos
d. Ácidos graxos araquidônicos

3.3.2 Funções das gorduras

a. Dá Energia

b. Reduz o stress térmico
c. Melhora a digestibilidade da ração
d. Melhora o processamento da alimentação: Lubrificante, Pelotização, Encadernação e redução da pulverulência da ração
e. Melhora a palatabilidade da ração
f. Melhora a absorção, aumentando os compostos lipossolúveis e diminuindo alguns minerais
g. Fornece calor e isolamento

3.3.3 As **fontes** de gorduras são gordura, óleo, mistura de caldo de sabão e sementes oleaginosas inteiras como sementes de algodão, soja, sementes de oliva, linhaça, farinha de ossos, farinha de peixe, etc.

CAPÍTULO QUATRO-Proteína

4.1 As proteínas são compostos orgânicos que contêm carbono, hidrogênio, oxigênio, nitrogênio e às vezes ferro, fósforo e enxofre. Os animais precisam de diferentes quantidades de proteínas, dependendo das necessidades. Por exemplo, os animais jovens precisam de dietas mais altas em proteínas do que os animais mais velhos. Os animais em fase de gestação ou lactação também precisam de níveis mais elevados de proteínas nas suas dietas.

A proteína consiste em muitas moléculas de aminoácidos unidas por ligações de peptídeos. Os aminoácidos são os blocos de construção para fazer tecidos corporais como músculos, órgãos internos, ossos, sangue e pele... Os aminoácidos são classificados como essenciais ou não essenciais. Os aminoácidos essenciais são aqueles aminoácidos que um animal não pode sintetizar ou não produz quantidades suficientes para satisfazer as necessidades do corpo do animal, enquanto que os não essenciais são aminoácidos que são sintetizados em quantidades suficientes pelo corpo do animal.

A maioria dos animais consegue sintetizar os aminoácidos não essenciais. No entanto, os aminoácidos essenciais devem ser fornecidos nas dietas dos animais não ruminantes (exemplo: galinha). Os ruminantes são capazes de sintetizar todos os aminoácidos por ação microbiana no rúmen. Os animais monogástricos são incapazes de sintetizar os aminoácidos e, portanto, devem ter suas dietas suplementadas com proteínas contendo os 10 aminoácidos essenciais. **Os aminoácidos essenciais** são arginina, histidina, isoleucina, leucina, lisina, metionina, fenilalanina, treonina, triptofano, e valina.

4.2 Tipos de Proteína

1. A verdadeira proteína é aquela proteína que é composta apenas de aminoácidos.

2. Nitrogênio não protéico (NPN): são compostos que não são verdadeiras proteínas na natureza, mas que contêm N e podem ser convertidos em proteínas por ações bacterianas.

3. Proteína bruta: é uma proteína composta de proteína verdadeira e qualquer outro produto nitrogénico. Proteína bruta = % N x 6,25

4. Proteína digerível: é a porção da proteína bruta que o animal pode digerir.

5. Aminoácidos essenciais: são aqueles aminoácidos essenciais para o animal e necessários na dieta porque o corpo do animal não consegue sintetizá-los com rapidez suficiente para satisfazer as suas necessidades. Alguns dos aminoácidos mais limitantes que são mais difíceis de fornecer na dieta são: Lisina, Metionina e Tryptophane. **Note isso:** A soja é rica em lisina, mas baixa em metionina, enquanto a sésamo é baixa em lisina, mas alta em metionina.

6. Aminoácidos não essenciais: aqueles aminoácidos que não são necessários na dieta, mas que ainda são essenciais para o animal

4. 3 Medida de Proteína

A qualidade da proteína refere-se à quantidade e proporção dos aminoácidos essenciais que contém. Pode ser medida utilizando o valor biológico (BV) e a utilização líquida de proteínas (NPU).

1. Valor Biológico (BV): Uma medida da relação da retenção de proteína com a absorção de proteína; ou a % de proteína realmente absorvida que é utilizada para manutenção e/ou produção. Uma proteína com um VB de <u>70 ou mais </u>(70% da ingestão de N é retida) é considerada capaz de suportar o crescimento se o valor calórico da dieta for adequado. Se for inferior a 70%, a proteína é menos capaz de sustentar a vida.

Exemplos de medição:　　　　**Valor Biológico**
a. Proteína de ovo inteiro100%
b. Proteína de carne72　　　　- 79%
c. Proteína de cereais (aveia, soja, etc.) 50 - 65%

2. A utilização líquida de proteína (NPU) é uma medida da qualidade da proteína que expressa tanto <u>a digestibilidade da </u>proteína quanto a BV da mistura de aminoácidos absorvida do intestino. NPU = BV x digestibilidade.

Funções da proteína nos animais
  (1)　São necessários para fazer crescer novos tecidos e para reparar tecidos velhos num animal.
  (2)　A proteína é necessária para um crescimento saudável
  (3)　Reprodução
  (4)　Manutenção
  (5)　Ganho de peso

4.4 Funções da Proteína

1. Essencial para o crescimento de células: Todos os dias, 3 a 5 por cento das proteínas do corpo são reconstruídas. As maiores quantidades de proteínas podem ser encontradas nos músculos dos animais. Portanto, as proteínas são necessárias:
a. Manutenção
b. Produção, ou seja, ovos, carne, leite e lã
c. Reprodução

2. A proteína está incluída na estrutura de:

a. Enzimas
b. Hormônios

c. Catalisador
d. Anticorpos

3. A proteína pode ser usada para energia.

4.5 Fontes de proteína: ovos, carne, leite, farinha de soja, farinha de semente de algodão, farinha de peixe, feno de leguminosas (alfafa e trevo), linhaça, amendoim e farinha de sementes de girassol.

CAPÍTULO CINCO

Minerais

Os minerais são elementos inorgânicos encontrados em pequenas quantidades no corpo. Inorgânicos significa que a substância não contém carbono. Para prevenir deficiências minerais, os minerais são incluídos nas rações de ração animal e são fornecidos através do livre acesso a blocos minerais e salinos. Deficiências minerais podem resultar em baixo ganho de peso, baixa eficiência alimentar e traços reprodutivos deficientes. Os minerais são classificados como Macro minerais ou Micro minerais. Macro minerais são minerais necessários na dieta em quantidades relativamente grandes. Eles incluem cálcio, cloro, magnésio, fósforo, potássio, sódio e enxofre. Micro minerais, ou oligoelementos, são minerais necessários em pequenas quantidades. Eles incluem cromo, cobalto, cobre, flúor, iodo, ferro, manganês, molibdênio, selênio e zinco. O flúor e o selênio são considerados benéficos em pequenas quantidades, mas tóxicos se em excesso. O conteúdo mineral total de plantas ou animais é chamado de cinzas.

5.1 Função Geral

1. Formação e manutenção do esqueleto.
2. Constituinte de nucleoproteínas que são vitais para toda a actividade celular.
3. Transporte de oxigénio.
4. Reacção química no corpo.
5. Equilíbrio de fluidos (pressão osmótica e excreções).
6. Regula o equilíbrio ácido-base.
7. Ajuda no sistema enzimático.
8. Mineral - relação vitaminas.

5.2 Cálcio

Mais de 70% das cinzas do corpo são constituídas por Ca e P. Aproximadamente 99% do Ca do corpo está presente nos ossos e dentes. A disponibilidade de cálcio de 70% é geralmente assumida para todas as rações.

Funções

É necessário para a formação de ossos e dentes, função nervosa, contração muscular, coagulação do sangue e permeabilidade celular. Essencial para a produção de leite e para a formação de casca de ovo em aves de capoeira.

Sinais de carências de cálcio em animais

Rickets em jovem. Osteomalacia em adultos. Tetania (hipocalcemia). A febre do leite em vacas leiteiras é o exemplo clássico de Ca tetany. As galinhas: Ovos de casca fina, queda na produção de ovos, e baixa eclodibilidade.

Sinais de Toxicidades

A relação cálcio-fósforo é importante. Para não ruminantes, deve ser de 1:1-2:1. Para os ruminantes, pode ser de 1:1-7:1. Se a vitamina D adequada estiver presente, a razão cálcio/fósforo é menos importante.
O excesso de Ca reduz a absorção e utilização de Zn. Nos suínos, isto provoca a paraqueratose. O excesso de Mg diminui a absorção de Ca, substitui o Ca no osso. E aumenta a excreção de Ca.

Fontes de Cálcio

Ostrashells, calcário, fosfato dicálcico, fosfato desfluorado, suplementos proteicos de origem animal, forragens de leguminosas e colza, leite, farinha de osso.

5.3 Cloro

Na prática. Na e Cl são fornecidos juntos como sal comum. A necessidade do corpo de Cl é aproximadamente metade da necessidade de Na.

Funções

Grande ânion envolvido na pressão osmótica e equilíbrio ácido-base (deslocamento do cloro). ânion principal de suco gástrico onde se une com íons H para formar ácido clorídrico.

Sintomas de carência

Taxa de crescimento deprimida. As pintos em dieta Cl-deficiente apresentam sintomas nervosos induzidos por ruído súbito.

Toxicidade

O excesso de cloro não é provável que ocorra.

Fontes

Sal, de escolha livre ou adicionado à ração a um nível de 0,25-0,50%.

5.4 Magnésio

Funções

1. Essencial para o desenvolvimento normal do esqueleto.

2. É um constituinte do osso.

3. É um ativador enzimático, principalmente no sistema glicolítico.

4. Ajuda a diminuir a irritabilidade dos tecidos.

Sintomas de carência

Vasodilatação, com consequente redução da pressão arterial (manifestada exteriormente por um rubor da pele). Hiperirritabilidade. Tetania (tetania da erva, ou cambalear) caracterizada por perda de apetite, (anorexia). Hiperemia, convulsões e morte. Deficiências de Mg podem ser encontradas em bezerros e porcos em aleitamento.

Toxicidade

O excesso de Mg perturba o metabolismo de Ca e P. A toxicidade do Mg da alimentação não foi demonstrada.

Fontes

Sulfato ou óxido de magnésio, misturado com sal ou pequena quantidade de ração.

5.5 Fósforo

Aproximadamente 80% do P do corpo está presente nos ossos e dentes. O mineral mais deficiente em todo o mundo. Deve ser suplementado com forragens nativas de pastoreio de gado, a fim de satisfazer as necessidades.

Funções

1. É necessário para a formação de ossos e dentes.
2. É um componente dos fosfolípidos que são importantes no transporte de lipídios, metabolismo e estrutura da membrana celular.
3. É necessário no metabolismo energético.
4. É um componente do RNA e do DNA, os constituintes celulares vitais necessários para a síntese de proteínas.
5. É um constituinte de vários sistemas enzimáticos.

Sintomas de carência

Rickets em jovens, Osteomalacia em adultos. Apetite depravado (pica), mas não é específico para a deficiência de fósforo. Problemas de procriação, problemas urinários, galinhas: Redução da produção de ovos.

Toxicidade

A proporção de Ca-P é importante: em algum lugar entre 1 -2 partes de Ca a 1 parte de P. É necessária uma quantidade suficiente de vitamina D para a assimilação e utilização de P. O excesso de Ca e Mg causam diminuição na absorção de P. Em ruminantes, o excesso de P em relação ao Ca é susceptível de causar cálculos. O excesso de P pode resultar em manqueira e fratura espontânea de ossos longos. O P elevado tem um efeito laxante.

Fontes

Fosfato monossódico, fosfato diamónico. Fosfato dicálcico. Fosfato desfluorado. Farinha de osso. A maioria dos cereais e seus derivados (nomeadamente farelo de trigo) são ricos em P.

5.6 Potássio

Funções

Grande cânone de fluido intracelular onde está envolvido em pressão osmótica e equilíbrio ácido-base. Atividade muscular, necessária na reação enzimática envolvendo creatina. Influencia o metabolismo dos carboidratos.

Sintomas de carência

A deficiência de magnésio resulta na incapacidade de reter o potássio; portanto, pode levar à deficiência de K resultando em retardamento do crescimento, marcha instável, fraqueza muscular geral, pica, diarréia, abdômen distendido, emaciação seguida de morte. Eletrocardiogramas anormais. Deficiência de potássio pode ocorrer em bovinos ou ovinos em lotes secos que terminam em uma ração concentrada alta.

Toxicidade

Os níveis excessivos de potássio interferem com a absorção de magnésio.

Fontes

O cloreto de potássio, os alimentos grosseiros contêm geralmente potássio em abundância, as farinhas de oleaginosas e as forragens verdes são boas fontes de potássio.

Sódio

O corpo contém aproximadamente 0,2% de sódio.

Funções

Catiões principais na pressão osmótica e equilíbrio ácido-base nos fluidos corporais, dos quais depende a transferência de nutrientes para as células e a remoção de materiais residuais e a manutenção do equilíbrio hídrico entre os tecidos. Associado à contração muscular. Importante na confecção da bílis.

Sintomas de carência

Redução do crescimento e eficiência da utilização de ração em animais em crescimento, redução da produção de leite e perda de peso em adultos. Diminuição da reprodução (infertilidade nos machos. e atraso da maturidade sexual nas fêmeas). Anseio por sódio evidenciado por coisas como a ingestão de urina. Nas galinhas poedeiras, uma deficiência de sódio resulta em diminuição da produção, perda de peso e canibalismo.

Toxicidade

A toxicidade do sal, que é acentuada com a restrição da ingestão de água, ocorre prontamente em não ruminantes. Caracteriza-se por uma marcha espantosa: cegueira, e outros distúrbios nervosos. O excesso de Na resulta em hipertensão.

Fontes

Sal dado como escolha livre, ou adicionado à ração a um nível de 0,25-0,50%.

Enxofre (S)

O corpo contém aproximadamente 0,15% de enxofre. Os requisitos de enxofre são principalmente aqueles que envolvem nutrição com aminoácidos. Os ruminantes alimentados com uréia como fonte de nitrogênio protéico podem se beneficiar do enxofre suplementar. Dois aminoácidos (metionina, cisteína) e duas vitaminas do complexo B (biotina, tiamina) contêm S.

Funções

Requerido como um componente de aminoácidos contendo enxofre, cistina e metionina. Como um componente da biotina, o enxofre é importante no metabolismo lipídico. Como um componente da tiamina, é importante no metabolismo dos carboidratos. Como um componente da coenzima A, é importante no metabolismo energético.

Sintomas de carência

Crescimento retardado, principalmente por não satisfazer a necessidade de aminoácidos de enxofre para a síntese de proteínas.
Ovinos alimentados com proteína não protéica N para substituir a proteína sem a suplementação S mostram um crescimento reduzido da lã (a lã contém aproximadamente 4% de enxofre).

Toxicidade

O enxofre está relacionado aos aminoácidos cistina e metionina, e à biotina, tiamina e coenzima A (ver coluna à esquerda. "Funções principais"). A toxicidade do enxofre não é um problema prático.

Fontes

Os não ruminantes devem receber proteínas que contenham enxofre. Os ruminantes e cavalos podem receber enxofre em proteínas como enxofre elementar ou como enxofre sulfato.

Trance ou micro minerais:

Crómio (Cr)

Efeito semelhante ao da insulina no metabolismo da glicose mostrado nos ratos.

Deficiência

Não há sinais de deficiência registados

Fontes

Não há evidências de que rações práticas para animais precisem ser suplementadas com Cr.

Cobalto (Co)

O conteúdo de Co das folhas da catalpa é considerado como um bom indicador da adequação do cobalto em uma área.

Funções

Como um componente da vitamina B12. Microorganismos ruminais utilizam Co para a síntese de vitamina B12 e para o crescimento de bactérias ruminais.

Sintomas de carência

A carência de Co em bovinos e ovinos produz sintomas semelhantes a uma deficiência de vitamina B12. As áreas co-deficientes apresentam perda de apetite. Redução do crescimento e perda de peso corporal, seguida de emaciação, anemia e eventualmente morte. Frequentemente nota-se um apetite depravado. A doença chamada "doença de sal" na Flórida é devida à deficiência de Co associada à deficiência de Cu. Em diferentes panelas do mundo, a deficiência de Co é conhecida como doença da Dinamarca, doença da costa, arasmo enzoótico, doença do mato, doença do desperdício, nakurite e doença do pinheiro.

Toxicidade

A toxicidade do cobalto não é provável.

Fontes

Mistura mineral cobaltizada feita pela adição de Co à taxa de 0,2 oz/100 lb de sal como cloreto de cobalto, sulfato de cobalto. Óxido de cobalto ou carbonato de cobalto. Também estão no mercado vários bons co-minerais contendo minerais comerciais. Os animais de pasto podem receber pellets compostos de óxido de cobalto e ferro administrados por via oral com uma pistola de balão.

As pelotas alojam-se no rúmen e são gradualmente dissolvidas ao longo de um período de meses.

Cobre (Cu)

Um armazém variável de cobre está localizado no fígado e no baço.

Funções

Juntamente com ferro e vitamina B12, o cobre é necessário para a formação de hemoglobina. Embora não forme panela da molécula de hemoglobina (ou glóbulos vermelhos do sangue). Essencial em sistemas enzimáticos, desenvolvimento e pigmentação capilar, desenvolvimento ósseo, reprodução e lactação.

Sintomas de carência

Pêlo desbotado: crescimento ligeiro de lã e fibras lisas, tipo cabelo, conhecidas como lã steely. Sintomas nervosos, conhecidos como ataxia. Coxeio, inchaço das articulações e fragilidade dos ossos. Anemia nutricional, comumente chamada de "doente de sal".

Sinais de toxicidade

Um excesso de molibdénio na presença de sulfato causa uma condição que pode ser curada através da administração de cobre. O excesso de cobre (níveis acima de 250 ppm) é tóxico: acumula-se no fígado, e pode resultar em morte. Em áreas com alto teor de molibdénio, o nível de Cu para cavalos e gado deve ser cerca de 5 vezes superior ao normal.

Sal mineralizado com sulfato de cobre ou carbonato de cobre. Qualquer mistura mineral que contenha cobre deve ser bem misturada para evitar a toxicidade ou envenenamento do cobre.

Flúor (F)

Não foi demonstrada a necessidade de suplementar o gado com flúor. Tal suplementação deve ser necessária? 1 ppm na água potável deve ser suficiente.

Funções

Protege contra as bengalas dentárias (cáries) em crianças, e possivelmente também em outros animais.

Sintomas de carência

Os excessos de flúor são mais preocupantes do que as deficiências na produção animal. Ca depressos dietéticos elevados F captação de osso.

Toxicidade

Níveis elevados resultam em ossos aumentados, amolecimento, mosqueado e desgaste irregular dos dentes: pêlo áspero: maturação retardada; e utilização menos eficiente da alimentação. F é um veneno cumulativo: daí. Os efeitos tóxicos podem não ser notados durante algum tempo.

Iodo (I)

O corpo do animal maduro contém menos de 0.00004% I.

Funções

Necessitado pela glândula tiróide para fazer tiroxina, uma hormona contendo iodo que controla a taxa de metabolismo corporal ou a produção de calor.

Sintomas de carência

Bócio (pescoço grande) em humanos, bezerros, cordeiros e cabritos: natimortos e crias fracas: porcos sem pêlo lã menos cordeiros ao nascimento.
Não há tratamento satisfatório para animais que desenvolveram sintomas de I-deficiência pronunciada.
A deficiência de iodo em animais jovens é chamada cretinismo. Nos adultos é conhecido como myxedema.

Sinais de toxicidade

A ingestão crônica de grandes quantidades de I a longo prazo reduz a absorção de I pela tireóide.

Fontes

Sal iodado estabilizado contendo 0,01% de iodeto de potássio (0,0076% I), iodato de cálcio, dihidriodeto de etilenodiamina (EDDI).

Ferro de engomar (Fe)

O corpo contém apenas cerca de 0,004% de ferro. Assim, um humano maduro contém apenas cerca de 1/10 de onça deste mineral. O ferro é armazenado no fígado. O baço e os rins. Os animais jovens nascem com uma reserva de ferro. Mas o leite é pobre em ferro. Assim, quando os animais jovens permanecem no leite por muito tempo, particularmente em condições de confinamento e com pouca ou nenhuma alimentação suplementar, é provável que se desenvolva anemia nutricional. O ferro está relacionado com a hemoglobina. O Cu é necessário para um metabolismo adequado do Fe. A deficiência de piridoxina diminui a absorção de Fe.

Funções

O ferro é um constituinte da hemoglobina, o composto contendo ferro que transporta oxigénio. Além disso, o ferro desempenha um papel nas oxidações celulares, sendo um componente de certas enzimas preocupadas com a transferência de oxigénio.

Sintomas de carência

Anemia por deficiência, caracterizada por um número de eritrócitos inferior ao normal e uma quantidade de hemoglobina inferior ao normal.

Toxicidade

Demasiado ferro pode ser eliminado com a absorção de fósforo ao formar um fosfato insolúvel.

Fontes

Sulfato ferroso administrado por via oral, ou injeção de dextrano de ferro. Porções folhadas de plantas, carne, sementes de leguminosas, grãos de cereais e melaço de cana.

Manganês (Mn)

O excesso de Ca e P diminui a absorção.

Funções

Essencial para a formação óssea normal (como um componente da matriz orgânica).
Pensado para ser um ativador dos sistemas enzimáticos envolvidos na fosforilação oxidativa, metabolismo de aminoácidos, síntese de ácidos graxos e metabolismo do colesterol. Também é necessário para o crescimento e reprodução.

Sintomas de carência

Crescimento fraco. Coxeio, encurtamento e curvatura das pernas, e articulações aumentadas.
"Knuckling over"" em bezerros. Reprodução defeituosa (degeneração testicular dos machos: ovulação defeituosa das fêmeas). Tendões escorregadios (perose) em aves de capoeira.

Sinais de toxicidade

O Mn não é tóxico em excessos moderados.

Fontes

Sal mineralizado de traços contendo 0,25% de manganês (ou mais).

Molibdénio (Mo)

Funções

Como um componente da enzima xantina oxidase-especialmente importante em aves de capoeira para a formação de ácido úrico. Estimula as acções dos organismos ruminais.

Sintomas de carência

Os níveis tóxicos de Mo são de maior preocupação prática do que as deficiências.

Sinais de toxicidade

Mo está relacionado com a formação de ácido úrico em aves de capoeira e ação microbiana em ruminantes. O Mo como um mineral tóxico afeta as pastagens de gado bovino e ovino cultivadas em solos com alto teor de Mo. Os níveis tóxicos de Mo interferem com o metabolismo do cobre: daí. Aumenta as necessidades de cobre. A toxicidade do Mo resulta em escaras severas e perda da condição.

Fontes

Não é necessária a suplementação de rações normais com Mo.

Selénio

Em 1974. O FDA aprovou a adição de Se em selenito de sódio ou selenato de sódio na taxa de 0,1 ppm para rações completas para suínos, frangos de crescimento até 16 semanas de idade, galinhas reprodutoras produzindo ovos para incubação, e animais não alimentares, e na taxa de 0,2 ppm em rações completas para perus.

Funções

Está envolvido na absorção e, ou retenção de vitamina E. Se evita a degeneração e fibrose do pâncreas em pintos, implicada com glutationa peroxidase. Componente do glutatião Peroxidase, do metabolismo da hormona tiróide e da resposta imunitária.

Sintomas de carência

Distrofia muscular nutritiva em cordeiros e bezerros. Diátese exsudativa em aves de capoeira. Necrose hepática em suínos.

Sinais de toxicidade

O selénio está relacionado com a absorção de vitamina E. Os animais que consomem forragem ou grãos produzidos em solos seleníferos desenvolvem cambaleios cegos ou doenças alcalinas, caracterizados pela emaciação, perda de pêlos, dor e desprendimento de cascos, manqueira, anemia, excesso de salivação, moagem dos dentes. Cegueira, paralisia e morte. Nas aves, a produção de ovos e a eclodibilidade são reduzidas e as deformidades são comuns, incluindo a falta de olhos e asas e pés deformados. As rações com alto teor de proteínas tendem a proteger contra a toxicidade das Se.

Fontes

Comum na maioria dos alimentos, como farinha de peixe (5-2 mg/kg Se), levedura de cerveja seca, farinha de glúten de milho, farinha de algodão e de colza, farelo de trigo e farinha de linhaça.

Silício (Si)

Os elementos mais abundantes da Terra. Presentes em grandes quantidades nos solos e plantas. A adição de Si aumentou a taxa de crescimento de pintos e ratos.

Funções

Envolvido no processo de mineralização dos ossos

Sintomas de carência

De um ponto de vista prático, os efeitos adversos do consumo elevado de Si em vez da deficiência de Si parecem ser motivo de preocupação. Os cálculos urinários podem desenvolver-se com a ingestão excessiva de silício.

Fontes

Silício em bruto

- Síntese e metabolismo de proteínas
- Utilização de vitamina A
- Integridade epitelial do tecido
- Sistema Imunológico
- Reprodução
- Necessário para o desenvolvimento ósseo e das penas
- O zinco é um componente de vários sistemas enzimáticos, incluindo a anidrase carbónica.

Sintomas de carência

Incluem a perda de apetite, crescimento atrofiado, mau crescimento do cabelo ou desenvolvimento de penas: escorregamento - ping de lã. Pele áspera e espessa em suínos, conhecida como paraqueratose.

Sinais de toxicidade

O excesso de Ca reduz a absorção e utilização de Zn. Precipitação da paraqueratose em suínos.
O excesso de Zn interfere com o metabolismo do Cu e pode causar anemia.

Fontes

Estrume, farinha de trigo, farinha de caranguejo, farinha de sementes de girassol, levedura seca, carbonato de zinco e sulfato de zinco.

CAPÍTULO SEIS

Vitaminas

As vitaminas são nutrientes orgânicos necessários em pequenas quantidades para desempenhar funções específicas.
As vitaminas são classificadas como lipossolúveis ou solúveis em água. Elas são necessárias em pequenas quantidades para olhos saudáveis, passagens nasais, pulmões, sangue e ossos fortes.
Eles não fornecem energia, mas são necessários no uso da energia. As vitaminas ajudam um animal, ajudando-o a regular as funções corporais, mantendo o corpo saudável e promovendo a resistência a doenças.

Uma classificação geral de vitaminas é baseada na sua solubilidade, como vitaminas lipossolúveis ou solúveis em água. As vitaminas lipossolúveis são vitamina A, vitamina D, vitamina E e vitamina K. As vitaminas hidrossolúveis incluem membros do grupo B-complexo e vitamina C.

A deficiência de vitaminas em uma dieta leva a condições de doença, produtividade e bem-estar animal reduzidos, e imunidade reduzida em animais produtores de alimentos. As necessidades dietéticas de vitaminas são muito baixas. Nos últimos anos, mega doses de algumas vitaminas (por exemplo, vitamina E) têm sido utilizadas na dieta animal como um meio de aumentar a imunidade animal e melhorar os aspectos da qualidade dos alimentos.

Classificações de Vitaminas

1. Lipossolúvel (por exemplo, vitamina A, vitamina D, vitamina E, vitamina K)
2. Solúvel em água (por exemplo, grupo complexo B e vitamina C)

Vitaminas lipossolúveis

- Vitaminas A, D, E, K
- Associado à gordura durante a digestão e absorção
- O armazenamento no fígado, tecido adiposo e o excesso de armazenamento podem ser tóxicos para algumas vitaminas (por exemplo, A e D)

- Sem necessidade diária
- A deficiência é muito lenta

Vitaminas solúveis em água

- Total nove, todas as vitaminas B e vitamina C
- Solúvel em água e em excesso excretado através da urina
- Sem armazenamento e menos tóxico
- Necessidade diária (excepto vitamina B12)
- Servir como co-factor nas reacções bioquímicas
- A deficiência é rápida

Vitaminas lipossolúveis

Vitamina A

M. Mori, em 1922, descobriu esta vitamina como um "fator lipossolúvel" presente na manteiga e no óleo de peixe, e deu-lhe o nome de A. O termo geral vitamina A inclui vários compostos relacionados chamados retinol (álcool), retinal (aldeído) e ácido retinóico (forma ácida). Destas três moléculas, o retinol é a forma biologicamente ativa da vitamina A.

Todos os animais requerem Vitamina A na sua dieta. A vitamina A na dieta pode ser fornecida como uma vitamina ou através dos seus carotenóides precursores presentes nas plantas. Na alimentação animal, a maior parte da vitamina A é fornecida por fontes sintéticas, que podem ser produzidas economicamente.
Os carotenóides são pigmentos presentes em células vegetais (> 600 tipos) que fornecem a cor laranja/amarela profunda de alimentos vegetais como cenouras, batatas-doces e abóboras. Os carotenóides são a forma vegetal ou o precursor da vitamina A. Existem duas formas de carotenóides: os **carotenos** e as **xantofilas**. Entre eles, os carotenos (especialmente os 0-carotenos) têm atividade de vitamina A. As xantofilas não têm actividade vitamínica e estão envolvidas no fornecimento de pigmentos de cor. Estes tipos de carotenóides são cada vez mais utilizados em dietas para enriquecimento da cor da plumagem (por exemplo, aves exóticas mantidas em cativeiro), pigmentação de gema de ovo, e em rações de aquacultura e em dietas de peixes ornamentais.

Os animais são capazes de armazenar vitamina A considerável, mas devido às suas maiores necessidades e menos armazenamento, os animais jovens sofrem de uma deficiência muito mais cedo do que os que estão maduros. Tanto o caroteno como a vitamina A são prontamente destruídos pela oxidação, resultando assim em perdas consideráveis no processamento e armazenamento (como no fabrico ou armazenamento de feno).

Funções

A vitamina A desempenha um papel em várias funções distintas, incluindo visão, crescimento ósseo e manutenção das células epiteliais, que cobrem a superfície corporal (por exemplo, a pele) e as membranas mucosas das cavidades corporais (por exemplo, respiratórias, urogenitais, do aparelho digestivo).

A vitamina A tem um papel importante na visão nocturna. Nas hastes da retina, a retina (vitamina A) combina com uma proteína chamada opsina para formar rodopsina (também chamada púrpura visual). A rodopsina é sensível à luz e permite que o olho se adapte às mudanças de intensidade da luz. Ao ser exposta à luz, a rodopsina se divide em retina e opsina. A energia que é liberada é transmitida através do nervo óptico que conduz à visão. Entretanto, a falta de retina leva à reciclagem ineficiente da rodopsina, tornando as células da haste insensíveis às mudanças de luz, levando eventualmente à cegueira noturna.

A vitamina A também é necessária para funções reprodutivas, como espermatogênese e ciclos do cio.

A vitamina A e os carotenóides podem funcionar como antioxidantes, protegendo assim as células do stress oxidativo e também estão envolvidos na modulação das respostas imunitárias celulares e humorais nos animais.

Sintomas de carência

A falta de vitamina A causa atrofiamento do crescimento ou perda de peso e perda de apetite, a xeroftalmia é uma condição em humanos e animais que é causada pela deficiência de vitamina A; leva à secura e irritação da córnea e conjuntiva do olho e resulta em nebulosidade e infecções. Também é chamada de Cegueira Nocturna. A deficiência de vitamina A causa incoordenação nervosa, como mostra uma marcha espantosa, e esterilidade em machos e fêmeas ou jovens que nascem fracos ou mortos. A deficiência reprodutiva tinha sido registrada. A hidroencefalia tem sido notada em coelhos jovens nascidos de fêmeas deficientes. Nas *crias* há marcha trêmula e nas *galinhas:* A produção reduzida de ovos e a eclodibilidade são observadas.

O excesso de vitamina A causa anormalidades esqueléticas, espessamento da pele, dermatite escamosa, inchaço e crosta das pálpebras.

Fontes

A vitamina A pode ser fornecida como a vitamina sintética ou como seu precursor, o caroteno. Ricas fontes de caroteno são as seguintes: feno verde de folhas, não superior a 1 ano de idade, silagens de capim, pastagens verdes luxuriantes, milho amarelo, ervilhas verdes e amarelas, óleos de peixe, cenouras, leite integral e farinha de alfafa desidratada.

Vitamina D

A vitamina D é um grupo de esterol que regula o metabolismo do cálcio e do fósforo no organismo. É formado pela irradiação dos esteróis nas plantas e na pele dos animais e também pode ser chamado de vitamina "solar". As duas principais formas de vitamina D são o **ergocalciferol** (vitamina D2, forma vegetal ativada) e o **colecalciferol** (vitamina D3, forma animal ativada).

O Ergocalciferol (vitamina D2) nas plantas é criado após exposição à luz solar após a colheita (ou lesão) e não nas células vivas da planta. Os animais mantidos em confinamento, como nas modernas operações comerciais de suínos e aves, sem exposição à luz solar, necessitam de vitamina D. A forma animal ativada de vitamina D3 (colecalciferol) é a forma que é importante em outros omnívoros e carnívoros. Na maioria dos animais, a vitamina D2 pode ser convertida em vitamina D3. A eficiência da conversão é muito baixa em aves de capoeira. O colecalciferol (vitamina D3) é a forma de vitamina D que é de valor nutricional para a maioria dos animais.

No corpo (pele), a vitamina D3 é sintetizada a partir do colesterol quando é convertida em colesterol 7- desidrocolesterol após a exposição à irradiação ultravioleta. Para se tornar ativa, ela é transportada da pele para o fígado, onde é hidroxilada para formar 25-hydroxycholecalciferol. Este composto é transportado através do sangue para os rins, onde é posteriormente hidroxilado para formar 1,25-hidroxicolecalciferol, também chamado calcitriol, que é a forma mais metabolicamente ativa da vitamina D.

Funções

A vitamina D ajuda na assimilação e utilização do cálcio e do fósforo.

É necessário no desenvolvimento ósseo normal dos animais, incluindo os ossos do feto.

É uma hormona esteróide porque é sintetizada a partir do colesterol na pele após a exposição à irradiação ultravioleta. É transportado da pele para o fígado e depois através do sangue para o rim onde é hidroxilado para formar 1, 25-hidroxicolecalciferol também conhecido como CALCITRIOL. Esta é a forma metabolicamente mais activa da Vitamina D.

A vitamina D funciona juntamente com o intestino, os ossos e os rins na manutenção dos níveis de Ca no sangue.

Sintomas de carência

Provoca Rickets em animais jovens e Osteomalacia em adultos. Nos pintos, há um crescimento reduzido, ossos moles e deformidades nas pernas. Na galinha, causa cascas de ovos pobres e menor eclodibilidade.

O excesso de vitamina D resulta em depósito anormal de Ca nos tecidos moles

(Rim, aorta, pulmões).

Fontes

Vitamina D2 (ergosterol irradiado), a forma vegetal. Vitamina D3 (colecalciferol), a forma animal. luz solar, forragens curadas ao sol e feno são boas fontes de vitamina D em ruminantes de pasto, bacalhau e alguns outros óleos de fígado de peixe e leveduras irradiadas.

Vitamina E

Os tocoferóis e os tocotrienóis são grupos de compostos quimicamente relacionados que são descritos com um termo chamado "Vitamina E". Os diferentes isómeros de vitamina E são a-, 0-, y-, 5-tocoferol e a-, 0-, y-, 5 tocotrienóis. Entre todos estes isómeros, o a-tocoferol é a forma biológica mais activa da vitamina E e é a que é adicionada às dietas dos animais. Os outros isómeros têm menos efeitos biológicos. A maioria da vitamina E comercialmente disponível é acetato de DL-a-tocoferil. O único estereoisómero do a- tocoferol encontrado na natureza é o RRR-a-tocopherol, que é a forma de vitamina E mais eficaz do ponto de vista biológico nos animais. A vitamina E é amplamente distribuída em todos os alimentos naturais. A utilização da vitamina E depende de selênio adequado. Como a vitamina E é altamente propensa à destruição, o armazenamento adequado de ração preparada (longe do calor e da luz) é necessário para evitar alterações oxidativas na gordura e para manter os níveis de vitamina E.

Funções

A vitamina E funciona no organismo servindo como um antioxidante biológico que quebra a cadeia e para proteger as células e tecidos dos danos oxidativos induzidos pelos radicais livres e outros produtos de oxidação lipídica. A vitamina E faz isso servindo como um removedor de radicais livres e doa elétrons do grupo hidroxila da molécula (função antioxidante).

Em rações preparadas, a formação de tais compostos peroxidados pode causar uma redução na palatabilidade, ranço e destruição de nutrientes e que, por sua vez, afetam a saúde animal. Além dos lipídios e do estresse oxidativo, a vitamina E pode proteger outros nutrientes, como proteínas e vitamina A.

Além disso, a vitamina E tem uma acção de poupança no selénio mineral, que é um co-factor da enzima glutatião peroxidase, que funciona para reduzir os peróxidos lipídicos.

Melhora a função imunológica em aves de capoeira e outros animais.

Ajuda na reprodução.

Deficiência

A deficiência de vitamina E pode causar **doença do músculo branco, diátese exsudativa** e **encefalomalácia**. A doença do músculo branco é causada pela degeneração das fibras musculares esqueléticas e cardíacas, o que leva à morte rápida devido à insuficiência cardíaca. A diátese exsudativa em galinhas é causada por vazamento de capilares no músculo peitoral. Em perus, causa miopatia da moela. O tratamento com vitamina E ou selênio será bem sucedido nos casos acima, exceto a encefalomalácia (doença do pintinho louco), que só pode responder ao tratamento com vitamina E. Além disso, nos animais, a falta de vitamina E pode levar a falhas reprodutivas, esteatite e baixa eclodibilidade (galinhas).

Toxicidade

A vitamina E é a menos/ não tóxica das vitaminas lipossolúveis e são adicionados níveis elevados nas dietas dos animais (vaca bovina, aves) para aumentar o valor nutricional e estético dos alimentos e a estabilidade lipídica.

Fontes

Óleos de germes ou germes de plantas, plantas verdes, fenos verdes e alfa-tocoferol.

Vitamina K

Vitamina K é um termo usado para descrever um grupo de compostos chamados quinonas. A vitamina K1 é encontrada nas plantas verdes (Phylloquinones), a vitamina K2 (Menaquinones) é sintetizada pelas bactérias hindgut e a vitamina K3 (Menadione) é a forma sintética. A vitamina K é facilmente absorvida com gordura no tracto gastrointestinal (GI). O fígado converte a vitamina K1 e K3 para K2 antes de ser utilizada. A forma metabolicamente activa da vitamina K é a menaquinona. Menadione é a versão mais comum da vitamina K que está incluída nas dietas dos animais.

Funções

A vitamina K é necessária para a síntese da protrombina, uma proteína coagulante do sangue. O processo de coagulação do sangue precisa de várias proteínas como tromboplastina, protrombina, fibrinogênio e fibrina. As enzimas necessárias para estes processos são dependentes da vitamina K e, portanto, a deficiência de vitamina K leva a falhas na formação do coágulo de fibrina, hemorragias e/ou tempo prolongado de sangramento. A bactéria gastrointestinal pode fornecer a vitamina K necessária à maioria dos animais através da absorção pelo intestino grosso ou através da coprofagia (ingestão de fezes). No entanto, práticas de criação de animais, como o confinamento em gaiolas ou currais com chão de arame, ou a antibioticoterapia, podem limitar a disponibilidade de vitamina K na dieta dos animais.

Serve como co-factor nas reacções de carboxilação da activação das proteínas necessárias para a coagulação do sangue.

Sintomas de carência

A deficiência de vitamina K pode resultar do seguinte: Certos coccidiostáticos contendo **fármacos de sulfato** podem causar deficiência de vitamina K, já que os fármacos de sulfato são antagonistas da vitamina K. O bolor que cresce em feno de trevo doce ou silagem danificados pelo tempo contém **dicoumarol**, que é muito semelhante à vitamina K em estrutura. O dicumarol é um inibidor competitivo da vitamina K. Os animais que consomem feno de trevo doce bolorento ou silagem desenvolvem uma deficiência de vitamina K, levando a hemorragia interna e morte em bezerros. Outro antagonista da vitamina K é a **varfarina**, um veneno de rato que causa anticoagulação. É também um inibidor competitivo da vitamina K.

A deficiência de vitamina K leva a um tempo prolongado de coagulação do sangue, hemorragia generalizada e morte em casos graves. A deficiência é rara porque a vitamina K é sintetizada por micróbios no intestino delgado. Os antibióticos e outros inibidores da vitamina K na dieta podem causar deficiência.

Fontes

Menadione (vitamina K3), pastos verdes, feno bem curado, farinha de peixe. Em geral, este fator é amplamente distribuído nas rações normais das fazendas. Além disso, todas as classes de animais da fazenda o sintetizam.

Vitaminas hidrossolúveis (B e C)

O que são vitaminas B?

As vitaminas B (também chamadas vitaminas do complexo B) estão originalmente agrupadas devido às suas funções metabólicas semelhantes. As nove moléculas orgânicas quimicamente não relacionadas funcionam como catalisadores metabólicos (coenzimas) para as vias do metabolismo energético, para a manutenção celular, ou para a formação de células sanguíneas no corpo do animal. Uma lista de vitaminas solúveis em água discutidas neste livro são tiamina, riboflavina, niacina, piridoxina, ácido pantotênico, biotina, ácido fólico, cobalamina, e colina. Nos ruminantes e nos herbívoros, a síntese microbiana satisfaz os requisitos, enquanto que nos animais monogástricos, como porcos e aves, a suplementação diária é essencial. As vitaminas do complexo B também são propensas a perdas durante o processamento da ração.

A tiamina também é referida como vitamina B1, uma vez que é a primeira vitamina identificada. A tiamina é um componente da enzima tiamina pirofosfato (TPP), que está envolvida em várias reacções chave nas vias de produção de energia. As gorduras, em particular, têm demonstrado um efeito poupador da tiamina.

Funções.

Actua como uma coenzima no metabolismo energético. Promove o apetite e crescimento, necessário para o metabolismo normal dos carboidratos e ajuda na reprodução.

Deficiência:

Redução do apetite (anorexia) e perda de peso. Distúrbios cardiovasculares. Temperatura corporal mais baixa. Paralisia casta na marta e nas raposas. *Pintos:* Polineurite (retracção da cabeça). *Galinhas:* Produção de ovos mais baixa. Beriberi (no homem). A necessidade de tiamina está ligada ao conteúdo energético da dieta (0,5 mg/1.000 kcal dieta).

Fontes

Cloridrato de tiamina, pastagens verdes, feno verde bem curado, grãos de cereais, ervilhas e levedura de cerveja.

Riboflavina

A riboflavina é nomeada pela sua cor amarela (flavina) e açúcar (ribose). A riboflavina (vitamina B2) é relativamente estável ao calor, mas facilmente destruída pela luz. A riboflavina funciona no corpo como um componente de duas coenzimas diferentes. Flavin mononucleotídeo (FMN) e flavin adenina dinucleotídeo (FAD). Estas duas enzimas estão envolvidas em reacções de desidrogenação/oxidação que funcionam na libertação de energia dos hidratos de carbono, gorduras e proteínas (o ciclo do ácido tricarboxílico [TCA], oxidação, cadeia de transporte dos electrões).

Funções

Promove o crescimento e as funções no organismo como constituinte de vários sistemas enzimáticos e como tal é importante no metabolismo de carboidratos e aminoácidos.

Deficiência

Crescimento retardado na maioria das espécies, com uma grande variedade de outros sintomas um pouco variáveis com a espécie. Oftalmia periódica (cegueira lunar) nos cavalos, na porca, manifesta-se como falha reprodutiva, crescimento lento, anemia, diarréia, aparência pouco consistente, opacidades oculares e um fel anormal no porco jovem, há paralisia do dedo do pé enrolado nas aves

Fontes

Riflavina sintética. Pastagens verdes. Fenos de folhas verdes e bem curados. Silagem de erva.

Leite e condutas de leite. Sucata de carne e farinha de peixe

Niacina (ácido nicotínico)

É um essencial dietético de porcos, galinhas, macacos e homens. É também conhecida como vitamina B3. Aparentemente sintetizada no trato digestivo de ruminantes (ovelhas e bovinos) e do cavalo. A niacina pode ser sintetizada no corpo a partir dos excedentes de triptofano. Os ruminantes maduros não precisam de niacina dietética na maioria das condições, devido à síntese da microflora ruminal. Na dieta animal, a niacina presente nos grãos de cereais está em uma forma ligada e não está biologicamente disponível para o animal. Por exemplo, uma das formas ligadas de niacina no trigo é chamada niacina e não está biologicamente disponível. O milho contém niacinogênio, que liga firmemente a niacina e a torna indisponível para absorção. A niacina de fontes animais está altamente disponível. Os gatos devem receber todo o suprimento de niacina de sua dieta porque não conseguem sintetizar a niacina do triptofano, ao contrário de outros animais.

Funções

Utilizado pelo organismo para libertar energia dos hidratos de carbono e para processar álcool; necessário para a síntese de hormonas sexuais; componente da coenzima NAD+ e NADP+.

Deficiência

Isto causa uma doença chamada doença da língua negra nos cães, e nas galinhas, causa penas pobres ao redor dos olhos, também chamadas olhos de óculos. A exigência é uma dieta de 10-90 mg/kg. A pellagra (pele espessa, dermatite) é um sintoma típico de niacina em humanos, associado a uma dieta pobre (grãos altos, sem carne) e pobreza. A necessidade é de uma dieta de 10-90 mg/kg.

Fontes

Niacina sintética. Subprodutos animais. A alfafa verde é uma fonte justa.

Ácido pantoténico (vitamina B5)

O ácido pantotênico ocorre em todos os tecidos do corpo. O nome da vitamina é derivado do termo grego pan que significa "tudo", ou "em qualquer lugar". O ácido pantoténico foi identificado como um constituinte da coenzima A, a coenzima necessária para a acetilação de numerosos compostos no metabolismo energético.

Funções

Auxilia na produção de energia a partir de alimentos (lipídios, em particular); componente da coenzima A

Deficiência

A carência desta vitamina é extremamente rara, e em casos extremos, além da reduzida taxa de crescimento, nos suínos, leva a uma condição chamada goose-stepping, uma marcha anormal, devido à degeneração nervosa. Outros sinais de deficiência incluem uma pelagem áspera, anorexia e diminuição da produtividade.

Fontes

Ca sal que é pantotenato de cálcio, solúveis de peixe.

Piridoxina (vitamina B6)

A piridoxina compreende três formas diferentes: piridoxina (planta), piridoxal (animal), e piridoxamina (animal). A piridoxina, que é um componente da piridoxina coenzima 5-fosfato, é a forma biologicamente ativa. B6 é um alimento essencial para o rato, porco, pinto e cão. É sintetizado no rúmen do gado bovino e ovino e talvez no ceco do cavalo: assim. Não foram relatados sintomas de carência nestas espécies.

Funções

Como coenzima no metabolismo de proteínas e nitrogénio. O fosfato piridoxal é necessário para a síntese da hemoglobina e a conversão do triptofano em niacina. Também é importante no sistema endócrino.

Deficiência

Todas as espécies exibem convulsões. Os porcos apresentam anorexia e crescimento fraco. As crias apresentam crescimento retardado e penas anormais. As galinhas mostram postura de ovos rebaixada e eclodibilidade. A exigência é de uma dieta de 1-3 mg/kg e está ligada ao nível de proteína na dieta.

Fontes

Vitamina sintética B6, Cereais e seus derivados, Farelo de arroz e arroz polido, pastagens verdes, feno de alfafa bem curado, Levedura.

Biotina (Vitamina B7)

O nome original dado a este composto era vitamina H porque protegia o haut, uma palavra alemã para "pele". A biotina foi isolada da gema de ovo em 1936, um factor de crescimento para a levedura.

A biotina é um grupo protético que se liga à lisina da enzima através de uma ligação peptídeo para formar a biocitina, que serve como co-factor em reacções de carboxilase como a acetil CoA carboxilase carboxilase (o primeiro passo na lipogénese) e a carboxilase piruvada (o primeiro passo na gluconeogénese).

Essas importantes vias metabólicas tornam a biotina muito importante no metabolismo de lipídios e carboidratos. Ela é necessária para todas as espécies. As rações agrícolas comuns provavelmente contêm ampla biotina, ou os animais de fazenda sintetizam tudo o que precisam. A biotina é tornada indisponível pela clara de ovo crua.

Funções do Biotin

Usado no metabolismo energético e de aminoácidos, síntese de gordura e quebra de gordura; ajuda o corpo a usar o açúcar no sangue.

Sintomas de carência

A deficiência de biotina é rara. Provoca **dermatite** e **queda de cabelo**. Isto geralmente é causado não pela falta de biotina na dieta, mas pelo contrário, o antivitamínico avidina liga a biotina e a torna indisponível para a digestão e absorção. Os ovos são uma rica fonte de biotina. Mas as claras de ovo contêm avidina. No entanto, a cozedura desnaturar a avidina, tornando a biotina disponível para a absorção. Sintomas de carência podem ser encontrados **em suínos** mantidos em currais com chão ranhurado com acesso limitado ou nenhum acesso a matéria fecal, já que as bactérias hindgut produzem biotina. Assim, os suínos apresentam **espasticidade das patas traseiras, rachaduras nos pés e dermatite**. Há também uma **menor eficiência na utilização de ração**.

As pintos e as cataplasmas de peru mostram **dermatite e perose**. *As galinhas* mostram **uma fraca eclosão dos ovos.** Os requisitos de biotina são uma dieta de 0,1-0,3 mg/kg (base seca). Os animais sujeitos a antibioticoterapia que provoca uma diminuição da população bacteriana podem necessitar de um fornecimento extra de biotina.

Fontes

Biotina sintética, levedura, leite, gema de ovo, fígado e rim são fontes especialmente ricas de biotina.

Ácido fólico (Vitamina B9)

Folacina é um termo genérico usado para descrever o ácido fólico e compostos relacionados. A forma ativa da folacina no corpo é chamada de ácido tetrahidrofólico. Fontes dietéticas de folacina são convertidas principalmente no fígado para ácido tetrahidrofólico. A vitamina B12 melhora a conversão da folacina em ácido tetrahidrofólico.

Funções

Actua como veículo de transporte de unidades de carbono únicas e incorporando-as em moléculas maiores. O ácido tetrahidrofólico é necessário para a purina, pirimidina, glicina, serina e síntese de creatina. Tanto a síntese de purina como a de pirimidina é necessária para a síntese de DNA e, portanto, para a replicação celular. O ácido fólico está intimamente relacionado com a vitamina B_{i2}.

Sintomas de carência

A falta de ácido fólico leva a uma **menor multiplicação de DNA e células** e afeta todas as células mitoticamente ativas. Estas incluem células hematopoiéticas e todas as células epiteliais. Como as células que se dividem rapidamente são as mais afetadas, causa uma condição chamada **anemia megaloblástica**. A deficiência de ácido fólico é a deficiência de vitamina humana mais proeminente. A deficiência de vitamina B_{i2} precipita a deficiência de ácido fólico. A inclusão de antimicrobianos aumenta a possibilidade de deficiência de ácido fólico. Os requisitos de ácido fólico são uma dieta de 0,25 mg/kg.

Fontes

Folacina sintética, algumas proteínas animais como a alfafa verde bem curada e as pastagens verdes.

Cobalamina (Vitamina B12)

Cobalamina (Vitamina B12), a última vitamina B, foi descoberta em 1948. Cianocobalamina é a vitamina e desoxiadenosil cobalamina é a forma de coenzima. A vitamina B12 é única por ter um oligoelemento mineral (cobalto) como seu local ativo. É também a única vitamina que é sintetizada apenas por microorganismos.

Funções

Semelhante ao ácido fólico, a cobalamina está envolvida na transferência de unidades únicas de carbono durante várias reacções bioquímicas. A cobalamina é necessária para a oxidação do ácido propiônico em animais ruminantes.

Sintomas de carência

Todos os animais mostram um crescimento retardado. Os porcos mostram movimentos descoordenados das patas traseiras; e há falhas reprodutivas nas porcas. Ovos de galinhas B12 - deficientes falham a eclosão. A exigência é extremamente baixa: 5-50 pg/kg de dieta para não ruminantes. O cobalto é necessário apenas para ruminantes; os micróbios ruminais irão sintetizar a cobalamina.

Fontes

Sintético B12, suplementos proteicos de origem animal e produtos de fermentação.

Vitamina C (ácido ascórbico)

Foi descoberto em 1747 que o escorbuto pode ser evitado com a ingestão de suco de limão. O ácido ascórbico (Vitamina C) foi reconhecido como uma vitamina em 1933. Ele é sintetizado a partir da glicose pelas plantas e pela maioria das espécies animais. Nenhuma forma de coenzima é identificada. O ácido ascórbico pode ser sintetizado a partir da glicose por todos os mamíferos exceto primatas e porquinhos-da-índia. Portanto, não há necessidade de espécies animais porque as rações agrícolas comuns e a síntese corporal fornecem vitamina C adequada.

Funções

O ácido ascórbico é necessário para a formação de colágeno, formação das substâncias intercelulares dos dentes, ossos e tecidos moles, aumenta a resistência à infecção, promove gengivas firmes. Também funciona como um antioxidante, reduzindo o stress oxidativo.

Sintomas de carência

Isto resulta em escorbuto que é uma doença que afecta os seres humanos com cicatrização deficiente, hemorragia capilar, formação óssea defeituosa e anemia; foi relatada pela primeira vez em marinheiros no mar. Normalmente, nenhum sintoma de deficiência pode ser detectado em todos os mamíferos, exceto primatas e cobaias. Não é estabelecida nenhuma exigência diária para animais de criação.

Fontes

Ácido ascórbico, frutas cítricas, pastagens verdes, feno bem curado.

Pseudovitaminas

São substâncias semelhantes a vitaminas que desempenham papéis importantes nas funções corporais, mas que não causam necessariamente problemas de saúde quando os seus níveis se esgotam, ao contrário das verdadeiras vitaminas. Exemplos de pseudo-vitaminas são o Inositol, colina, ácido para-amino benzóico.

Inositol

Também conhecido como myo-inositol, D-chiro-inositol, vitamina B8, etc. O inositol é uma substância semelhante a uma vitamina. É encontrado em muitas plantas e animais. Também pode ser feito em laboratório. Amplamente distribuído em rações para animais e sintetizado em intestinos.

Funções

O Inositol suporta vários processos biológicos no corpo, como o metabolismo das gorduras, a sinalização da insulina e o funcionamento dos nervos.

Sintomas de carência

O aparecimento de olhos de óculos em ratos foi registado.

Fontes

Grãos inteiros e frutas cítricas

Choline

A colina, também referida como **vitamina B4**, é considerada uma **substância essencial como vitamina para cães e gatos**. É **solúvel na água** e muitas vezes incluída com misturas de suplementos vitamínicos B. A maioria dos animais é capaz de sintetizar alguma colina endogenamente durante a degradação dos fosfolípidos no fígado. Com uma dieta rica em proteínas, a colina suficiente é sintetizada a partir de certos precursores e aminoácidos. Os sintomas de carência são mais facilmente obtidos à medida que o conteúdo proteico é reduzido.

Funções

Envolvida em impulsos nervosos. Um componente de fosfolípidos e um doador de grupos metilo ou envolvido na transferência de metilo.

Sintomas de carência

Fígados gordos na maioria das espécies (cães). Hemorragia renal. Nos suínos, há marcha anormal em suínos em crescimento e falha reprodutiva em fêmeas adultas. Nos pintos, o tendão escorregadio (perose) foi registado.

Fontes

Cloreto de colina, o teor de colina da ração normal é suficiente. A colina livre é encontrada em vegetais, tais como couve-flor e folhas verdes escuras.

Ácido para-amino benzóico (PABA)

PABA, também chamado **ácido aminobenzóico**, uma substância semelhante a uma vitamina e um fator essencial de crescimento requerido por vários tipos de microorganismos. Em bactérias, o PABA é utilizado na síntese da vitamina ácido fólico. O medicamento sulfanilamida é eficaz no tratamento de algumas doenças bacterianas porque impede a utilização bacteriana do PABA na síntese do ácido fólico.

É considerado parte do complexo de vitamina B, embora não seja uma vitamina nem um nutriente essencial. Abundantemente sintetizada nos intestinos.

Funções

Ele protege os animais contra os raios UV. O PABA é alegado para ajudar com problemas de pele relacionados com o endurecimento, acumulação de tecido e descoloração - embora a forma como o composto pode melhorar estas condições permaneça pouco clara.

Fontes

É encontrado em levedura de cerveja, carne de órgão, cogumelos, grãos inteiros e espinafres.

CAPÍTULO SETE

PRINCÍPIOS GERAIS DA NUTRIÇÃO ANIMAL NA SAÚDE
Necessidades nutricionais para diferentes fins produtivos ou atividades

As necessidades nutricionais também conhecidas como padrões de alimentação podem ser definidas como as declarações das quantidades de nutrientes requeridas por um animal para várias funções fisiológicas. Os padrões de alimentação para todas as classes de animais encontram-se nos manuais publicados por organizações como o National research council (NRC), Agricultural research council (AFC) e Agricultural and food research council (AFRC).

Importância dos padrões de alimentação

Dá-nos o conhecimento do que é exigido do nosso gado.

Ajuda o agricultor a planear a movimentação do gado. Isto será possível porque o agricultor conhece os nutrientes que os seus animais precisariam para embarcar no movimento, para que a viagem termine com sucesso sem stress ou baixas.

Permite a um agricultor determinar a capacidade de carga e a taxa de povoamento de qualquer terra de pastagem. A capacidade de carga refere-se à quantidade de ração disponível em um determinado período de tempo. Pode ser definido como o número de animais que um pasto pode suportar durante um determinado período de tempo, digamos uma semana, um mês, uma estação ou um ano. Depois, a taxa de povoamento é definida como o número de animais que actualmente pastam numa área de pastagem. Portanto, o conhecimento das necessidades nutricionais dos animais permitirá ao pastor determinar o número de animais que uma determinada área de pastagem será capaz de suportar adequadamente.

Ele garante o mais alto nível de produção - uma vez que o fazendeiro sabe o que seus animais precisam para produzir e produzir efetivamente, ele o faz para obter o melhor nível de produção.

Ele fornece informações sobre como as necessidades nutricionais são estimadas de formulações. Em outras palavras, ele nos dá informações sobre como formular rações para animais.

Ela expressa as diferenças e relações entre as necessidades nutricionais dos animais e o conteúdo em nutrientes das rações.

A seguir estão os requisitos nutricionais para manutenção, crescimento, reprodução (gravidez), trabalho e produção (ovo, leite, lã,). Estes requisitos têm sido determinados ao longo dos anos em estudos de equilíbrio nutricional.

MANUTENÇÃO

Isto refere-se a manter ou manter um animal num estado de bem-estar ou de boa saúde desde o dia-a-dia. Então, uma **ração de manutenção** é um alimento necessário para apoiar adequadamente um animal que não está fazendo nenhum crescimento, não está fazendo nenhum trabalho vital, não está desenvolvendo nenhum feto, não está armazenando nenhuma gordura ou não está produzindo nenhum produto. Ela pode ser definida como a quantidade mínima de ração necessária para sustentar a vida. Também é a quantidade de ração necessária ou necessária para suprir o animal quando não está fazendo nenhum trabalho e não está produzindo nenhum produto material. O valor nutritivo para a manutenção é o primeiro a ser cumprido antes dos outros.

Os requisitos para a manutenção são os seguintes: Energia para executar funções vitais e manter a temperatura corporal. Proteína para a reparação dos tecidos corporais. Minerais para substituir minerais perdidos, vitaminas essenciais, água e certos ácidos gordos para a manutenção.

CRESCIMENTO

O crescimento é definido como o aumento de músculos, ossos, órgãos e tecidos conjuntivos. Uma vez que a carne é basicamente músculo, então o crescimento é básico para a produção de carne. Só através do crescimento é que um animal é capaz de atingir um estado de maturidade. Os requisitos nutricionais listados abaixo são adicionais àqueles listados para a manutenção. Os principais requisitos nutricionais para o crescimento são (1) Proteína - esta é a matéria seca do músculo, tecidos conjuntivos e osso. A proteína para o crescimento deve ser de boa qualidade, conter as proporções e quantidades certas de aminoácidos essenciais. Devem ser fornecidas quantidades suficientes aos animais, uma vez que não há perigo de toxicidade proteica. O excesso de aminoácidos que não são utilizados para a síntese proteica são decompostos e o nitrogênio excretado como uréia enquanto o resíduo de carbono utilizado para a energia.

(2) Energia - o custo energético do crescimento está em grande parte relacionado com a energia depositada nos tecidos do corpo. Os tecidos animais produzidos a partir de um crescimento normal contêm uma quantidade limitada de gordura. A energia sob a forma de energia líquida (NE) deve ser fornecida para satisfazer a necessidade de energia, para além da energia contida nas proteínas dos tecidos.

(3) Minerais - o osso é normalmente alto em teor de Ca e P. Estes dois minerais são essenciais para o crescimento. Outros minerais estão envolvidos na digestão e na utilização de outros nutrientes necessários para o crescimento.

(4) Vitaminas - a vitamina D é essencial para a formação dos ossos. Outras vitaminas funcionam em vários processos metabólicos relacionados com a utilização de nutrientes para o crescimento.

(5) A água - tecido muscular sem gordura é cerca de 75-80% de água, por isso a água é um requisito importante para o crescimento.

REPRODUÇÃO

As necessidades nutricionais para a reprodução são motivo de preocupação principalmente nas fêmeas. Os machos geralmente não necessitam de nutrientes adicionais acima dos necessários para manter uma saúde normal.

(1) Energia - um baixo consumo de energia durante o início da vida retarda o início da puberdade no gado. A energia necessária durante a gestação não é constante, mas progride à medida que o feto aumenta de tamanho. As maiores necessidades energéticas são durante o último trimestre da gestação. O aumento da necessidade de energia nos ruminantes durante a última parte é crucial porque há uma diminuição concomitante no consumo de ração. No gado, a ingestão voluntária de ração durante o quinto trimestre de gravidez cai de 20 a 40 presumivelmente devido à pressão exercida sobre o tracto alimentar devido ao aumento do tamanho do útero. A sobrealimentação não é o ideal, mas um desperdício de ração e pode aumentar a taxa de mortalidade embrionária.

(2) Proteína - devido ao crescimento progressivo do feto, as necessidades proteicas também são maiores na segunda parte da gestação. No gado, a retenção diária de proteína no feto e na membrana pode ser 750-800 vezes maior no nono mês de gestação do que no segundo mês de gestação.

(3) Mineral - o fósforo é um mineral muito importante necessário para a reprodução. A deficiência de fósforo pode causar infertilidade. A suplementação de fósforo ao gado em áreas com deficiência de fósforo aumentou o cultivo de bezerros para 30%. Uma deficiência moderada de Ca pode causar o esgotamento dos ossos da mãe, mas as crias podem ser normais. Entretanto, uma deficiência grave de cálcio pode causar a morte intra-uterina. Outros minerais também são importantes na reprodução, mas o P e o Ca são mais importantes.

(4) Vitaminas - A deficiência de vitamina A pode causar irregularidade no cio, atraso na reprodução, esterilidade, aborto, ou descendência fraca ou morta. Se uma ração de boa qualidade for oferecida aos ruminantes, a vitamina A suplementar não será necessária. Nos ruminantes, as necessidades de vitaminas B para a reprodução têm pouco significado prático porque a microflora em sua síntese ruminal os sintetiza.

(5) Água - muito necessária na reprodução.

PRODUÇÃO (LEITE, OVO)

A quantidade de nutrientes necessários para a lactação depende da quantidade e composição do leite produzido e da eficiência da utilização dos nutrientes na ração. As necessidades nutricionais são superiores às necessárias para as fases fisiológicas da produção. E são:

Energia (de hidratos de carbono e gorduras) para manter o corpo e produzir (leite, carne, trabalho). Os hidratos de carbono e as gorduras não necessárias para a produção são convertidos em gordura e armazenados no corpo.

A proteína é necessária para a construção (crescimento) e manutenção do corpo, bem como para a produção de leite. Sem proteína não haveria ganho de peso corporal nem produção de leite. O excesso de proteína é convertido em uréia e gordura.

Os minerais ajudam na construção do corpo, bem como na regulação biológica do crescimento e da reprodução. São também uma importante fonte de nutrientes no leite, (Ca, P).

As vitaminas ajudam a regular os processos biológicos do organismo e tornam-se uma fonte de nutrientes no leite (vitamina D).

A água ajuda em toda a construção do corpo, na regulação do calor, nos processos biológicos, assim como um grande constituinte da produção de leite e de ovos.

O sal (NaCl) melhora a produção e aumenta a palatabilidade das rações. Outros minerais também são essenciais e podem ser suplementados na ração.

TRABALHO

Conhecer os requisitos nutricionais para animais de tracção, trekking e pastoreio é importante na avaliação das práticas de manejo de gado de corte em sistema de pasto aberto que envolvem viagens de longa distância em busca de alimento e água. Elas incluem: Energia - a energia necessária para o trabalho ou para a tracção depende da extensão do esforço, da condição do animal e também dos constituintes da ração. Uma ração rica em carboidratos é uma fonte de energia mais apropriada do que uma dieta rica em gordura para o trabalho.

Proteína - o trabalho não requer aumento de proteína, porém o prolongamento do exercício muscular causará um aumento na retenção de nitrogênio e no tamanho muscular.

Minerais - o trabalho não requer níveis elevados de P, Ca e Mg, embora estes estejam associados à contracção muscular. No entanto, a perda de sódio e cloreto no suor deve ser reabastecida.

Vitaminas - a necessidade de vitaminas preocupadas com o metabolismo energético aumenta com o trabalho. No entanto, não há evidências tangíveis de que o trabalho aumente as necessidades de vitaminas A, C, D, E e K.

Requisitos nutricionais para Suínos

Os padrões de alimentação dos suínos não incluem valores para a energia dietética necessária para cada unidade de crescimento em diferentes idades ou pesos. Estes valores não estão incluídos porque os porcos são normalmente alimentados de forma a atingirem o crescimento máximo sem depositarem demasiada gordura com um peso de abate de 80 kg a 90 kg.

Portanto, o padrão de alimentação utilizado para suínos especifica as

quantidades de ração ou energia digerível a serem fornecidas com diferentes
pesos vivos (ver quadro um abaixo). A energia é limitada após 45 kg de peso
vivo, se o criador quiser produzir carcaças magras.

Tabela 1: Normas de alimentação dos suínos

Peso vivo	Consumo diário de ração (kg) matéria seca (DM)	Energia digerível (MJ/dia)
20	0.87	12.6
32	1.26	18.2
40	1.61	23.2
50	1.91	27.6
60	2.17	31.5
70	2.39	34.5
80	2.61	37.7
90	2.78	40.2

Necessidades nutricionais das aves

As aves em crescimento são normalmente alimentadas com apetite (ad libitum)
que é o animal que pode comer o quanto quiser. Portanto, nós expressamos
padrões de alimentação para eles como a proporção de nutrientes da dieta e não
como quantidades de nutrientes.

As aves de capoeira consomem relativamente menos energia do que outros
animais, se a componente energética da dieta for diluída, eles aumentam a sua
ingestão alimentar. No entanto, este aumento não é suficiente para parar a
diminuição da energia metabólica (EM), o que resulta em aves mais magras (ver
quadro 2).

Tabela 2: Normas de alimentação para aves de capoeira.

Requisitos	Crescendo c 0-8 semanas	pacóvios 8-18 semanas	Broiler Entrada	Finalizador	Camada
ME (MJ/kg)	12.43	11.30	13.50	14.50	11.86
Proteína bruta (%)	22	17.5	21-24	19-22	17

Requisitos nutricionais para ovinos e caprinos

As ovelhas e cabras têm requisitos de nutrientes semelhantes, embora as cabras tenham requisitos de manutenção mais leves e elevados, uma vez que são normalmente um animal pequeno em termos de peso. Necessidades nutricionais

Estimativas das necessidades de manutenção dos produtos lácteos para energia e proteína bruta digerível.

Peso vivo (kg)	Confinado	Extensão	Manutenção	Gravidez(g/dia)
10	2.32	3.25	15	30
20	3.91	5.47	26	50
30	5.30	7.42	35	67
40	6.58	9.21	43	83
50	7.78	10.89	51	99
60	8.92	12.49	59	113

A melhor ração disponível deve ser dada a ovelhas e cabras leiteiras. Os requisitos para a lactação dependem do nível de produção de leite e da sua composição.

Requisitos para ovinos e caprinos leiteiros

Teor de gordura do leite (%)	Energia metabólica (ME) (mg)	Proteína bruta digerível(g)	Cálcio (g)	Fósforo (g)
3.5	4.5	47	0.8	0.7
4.5	5.2	59	0.9	0.7
5.5	5.7	73	1.1	0.7

Necessidades nutricionais do gado

Pontos a salientar: A base da dieta de uma vaca deve ser uma forragem de alta qualidade.

A fibra de detergente neutra em ácido deve ser de pelo menos 18% e a fibra de detergente neutra deve ser de pelo menos 28% da matéria seca da ração.

Rações de equilíbrio para satisfazer as necessidades nutricionais para cada etapa da lactação.

A gordura adicionada não deve ultrapassar 7 por cento da matéria seca da ração.

Incluir vitaminas e minerais para satisfazer as necessidades da vaca.

Necessidades nutricionais do gado em diferentes fases da vida (Adaptado de NRC, 2000 e 200)

Fase da vida	DMI (% LW)	ME (MJ/kg DM)	PC (%)	NDF (%)
Vaca: manutenção	1.8	8	8	30-60
Bull: manutenção	1.9	8	8	30-60
Vaca: acasalamento	2.0	10	0[1]	30-60
Vaca: gestação tardia	2.0	9	0[1]	30-48
Vaca: lactante	2.5	10.5	5[1]	30-48
Bezerro: 2-6 meses	3.5	10.8	6[1]	30-34
Bezerro: 8 meses	3.0	10.5	4[1]	30-40
Bezerro: > 12 meses	2.8	10.8	2[1]	30-42

Necessidades minerais do gado

Minerais importantes	(g/kg /DM)	Micro (vestígios) minerais	(mg/kg DM)
Fósforo(P)	1.0-3.8	Cobre (Cu)	4-14
Enxofre (S)	2.0	Cobalto (Co)	0.07-0.15
Cálcio (Ca)	2.0-11.0	Selénio (Se)	0.04
Sódio (Na)	0.8-1.2	Zinco (Zn)	9-20
Magnésio (Mg)	1.3-2.2	Iodo (I)	0.5
Potássio (K)	5.0	Ferro de engomar (Fe)	40
Cloro (Cl)	0.7-2.4	Manganês (Mn)	20-25

Limitações de consumo

O gado não tem a capacidade de simplesmente "continuar a comer". A quantidade de ração consumida pode ser influenciada por uma série de processos. A seguir são apresentados os principais factores impulsionadores:

- a ingestão aumenta, e a ração passa pelo sistema digestivo mais rapidamente, quando a ração é mais digerível, dando espaço para mais ração
- os múltiplos estágios do rúmen, a produção de saliva e a necessidade de quebrar a alimentação em partículas menores, requer tempo e energia para funcionar eficazmente
- como o NDF (fibra) aumenta, os animais consumirão menos
- os factores antinutricionais encontrados nos arbustos da serra podem afectar

negativamente a ingestão de ração

- níveis elevados de sal (sódio e potássio) podem reduzir o apetite, especialmente se os animais tiverem acesso apenas a água salina
- o apetite pode ser reduzido em áreas onde apenas plantas com pouca ou nenhuma palatabilidade ocorrem
- os processos envolvidos na digestão (incluindo a actividade dos micróbios do rúmen) serão reduzidos se o gado for uma planta de pasto com baixa energia metabolizável.

NB: Nas tabelas, a ingestão de matéria seca por dia ou por animal NÃO É UM REQUERITO, mas é considerada uma diretriz quanto à quantidade máxima que o animal pode comer.

CAPÍTULO OITO

FORMULAÇÃO DE RAÇÕES

Uma vez que as necessidades nutricionais de qualquer espécie animal são conhecidas, os ingredientes disponíveis podem ser formulados para a espécie. A estratégia é calcular para satisfazer as necessidades proteicas da espécie em qualquer idade e estado e depois ajustar para satisfazer as necessidades de energia, minerais, vitaminas e aminoácidos.

A alimentação é um meio de administração de medicamentos em Medicina Veterinária e a nutrição correta dos animais é o tratamento de doenças nutricionais. Também foi descoberto que o uso de níveis adequados de antioxidantes (Exemplo: Vitaminas A, C, E e Selênio) na ração melhora a resposta imunológica dos animais e sua saúde em geral, o que resulta em uma melhor produtividade. Para alcançar estes mandatos do veterinário ele/ela deve saber como misturar ingredientes de ração disponíveis e aditivos/medicamentos para tratamento/gestão de animais (formulação de rações).

Princípios de formulação de rações:

1. Determinar as necessidades nutricionais da espécie e da classe do animal em vista.
2. Calcule para obter o nível requerido (%) de proteína.
3. Depois ajuste-se para obter os níveis necessários de energia e outros nutrientes.

Passo 1: Estimar os níveis de vitaminas, minerais e aminoácidos a adicionar.

Pré-mistura de vitaminas 0 ,3%

Metionina0 ,2%

Lisina0 ,2%

Sal0 ,1%

Ossos 2,0%

Total2 ,8%

Passo 2: Ajuste o nível de proteína:

Uma vez que 2,8% da ração seria feita de ingredientes que não contêm proteínas, os restantes 97,2% de componentes das matérias-primas da ração que contêm proteínas devem contribuir: 22%/97.2 % X 100 = 22.63 % para que, quando misturados com o ingrediente não protéico, o nível proteico da ração reduza para 22% em vez de ser inferior.

Etapa 3: **Cálculo das taxas de inclusão das proteínas que contêm ingredientes para dar 22. 63% de proteína bruta**

Matérias-primas proteicas:

1). Blood meal (80% CP): Protein-contribution 40% = (40 x 80)/100 = 32%

2). PKC (14 % CP)   : Protein-contribution 60% = (60 x 14)/100 = <u>8.4%</u>

                          Total =   40.4%

Energy raw-materials:

1) Wheat bran (17 %CP)   Protein-contribution   30%   = (30 x 17)/100 = 5.1%

2) Spent grain (22 % CP)   Protein-contribution   30%   = (30 x 22)/100 = 6.6%

3) Maize (10 % CP)   Protein-contribution   40%   = (40 x 10)/100 = <u>4%</u>   .

                        Total   =   15.7%

Using Pearson's Square

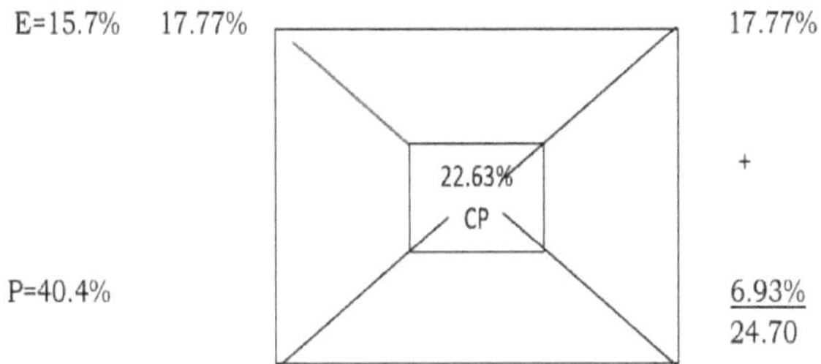

NB: A diferença entre o alvo e a proteína é dada à Energia e a diferença entre o alvo e a energia é dada à proteína.

A diferença entre a meta (22,63%) e a proteína (40,4%) é de 17,77% e esta é dada à energia, enquanto a diferença entre a meta e a energia (15,7%), que é de 6,93, é dada à proteína. Os valores de proteína e energia são somados para dar =17,77 + 6,93= 24,70

To share the 97.2 between protein raw materials and energy raw materials, we say:

(97.2 x 6.93)/24.70   = 27.27   for   protein raw-materials.

                        &

<u>**Etapa 4: A fórmula de alimentação final**</u>

Pré-mistura de vitaminas	0.3%
Metionina	0.2%
Lysine	0.2%
Sal	0.1%
Osso	2.0%
Sangue	10.91%
PKC	16.36%
WB	20.98%

(97.2 x 17.77)/24.70   = 69.93   for   energy raw-materials.

Between the protein raw-materials:

Blood meal   (40/100) x 27.27   =   10.91%

PKC   (60/100) x 27.27   =   16.36%

Between the energy raw-materials:

WB   -   (30/100) x 69.93   =   20.98%

Spent grain -   (30/100) x 69.93   =   20.98%

Maize   -   (40/100) x 69.93   =   27.97%

Total protein (%) in the feed

Blood	-	10.91%	(80 x 10.91)/100	=	8.73%
PKC	-	16.36%	(14 x 16.36)/100	=	2.29%
WB	-	20.98%	(17 x 20.98)/100	=	3.57%
SG	-	20.98%	(22 x 20.98)/100	=	4.62%
Maize	-	27.97%	(10 x 27.97)/100	=	2.80%
			Total	--------	22.01% --- the protein

content of the feed did not become less than 22 but slightly above 22 though the increase is insignificant.

Grãos gastos   20
                          .98%

Milho   <u>27.97%</u>

                             10
                    0%

Referências

Kleiner SM. Água: Um nutriente essenti al mas esquecido. J Amer Diet Assoc 1999; 99:200-6.

Montgomery R, Conway TW, Spector AA, Chappell DMD (1996) Biochemistry a Case-Oriented Approach. 6ª edição. Mosby-Year Book Inc 11830 Westline Industrial Drive St. Louis, Missouri 63146 EUA

Simopoulos AP (1999) Ácidos gordos essenciais para a saúde e doenças crónicas. Am J Clin Nutr, 70: 560-569.

ÁCIDO P-AMINOBENZÓICO https://cameochemicals.noaa.gov/chemical/19756

Classificação da Reatividade Química CAMEO
https://cameochemicals.noaa.gov/browse/react

Fuchs C.S., Willett W.C., Colditz G.A., Hunter D.J., Stampfer M.J., Speizer F.E., Giovannucci E.L. A influência do uso de folato e multivitaminas no risco familiar de câncer de cólon nas mulheres. Epidemiol do câncer. Biomarcadores Prev. 2002; 11:227-234. [PubMed] [Google Scholar].

FAO/OMS. Necessidades Humanas em Vitaminas e Minerais: Relatório de uma Consulta Conjunta FAO/OMS de Peritos. Banguecoque, Tailândia. Capítulo 4. FAO; Roma, Itália: 2001. Folato e ácido fólico; pp. 53-63. [Google Scholar].

O'Keefe S.J. Nutrição e saúde do cólon: o papel crítico da microbiota. Moeda. Opinião. Gastroenterol. 2008; 24:51-58. [PubMed] [Google Scholar].

FAO/OMS. Relatório de uma Consulta Conjunta FAO/OMS de Peritos em Avaliação das Propriedades de Saúde e Nutricionais dos Probióticos em Alimentos incluindo Leite em Pó com Bactérias Ácidas Lácticas Vivas. Córdoba, Argentina. OMS; Genebra, Suíça: 2001. Health and nutritional properties of probiotics in food including powder milk with live lactic acid bacteria; pp. 1-34. [Google Scholar].

James Linn, antigo cientista de animais de extensão UMN; Michael Hutjens, Universidade de Illinois; Randy Shaver, Universidade de Wisconsin; Donald Otterby, Faculdade de Ciências da Alimentação, Agricultura e Recursos Naturais; W. Terry Howard, Universidade de Wisconsin e Lee Kilmer, Universidade Estadual de Iowa

Nutrição e Alimentação do Rebanho de Vaca e Bezerros
http://www.ext.vt.edu/pubs/beef/400-011/400-011.html

Nutrientes necessários para os cães
http://www.purina.com/dogs/food/NecessaryNutrients.aspx

Nutrição Eqüina
http://www.wisconsinequineclinic.com/html/Equine%20Nutrition.htm

Beef Resource Handbook 4- 117R, (2001). The Ohio State University Extension. Capítulo 7. Páginas 7 1 a 7

Swine Resource Handbook 4-H 134R, (2001). The Ohio State University Extension. Capítulo 8.

Bessesen DH, Vensor SH, Jackman MR (2000) Trafficking of dietary oleic, linolenic and stearic acids in fasted or fed lean rats. Am Physiol Endocrinol Metabol, 278:1124 - 1132.

Nicolosi RJ, Wilson TA, Rogers EJ, Kritchevsky D (1998) Effects of specific fatty acids (8:0, 14:0, cis-18:1, trans-18:1) on plasma lipoproteins, early atherogenic potential and LDL oxidative properties in hamster. J Lipid Res, 39: 1972-1980.

Bedfort MR, Partridge GG (2001) Enzymes in Farm Animal Nutrition. Cabi Publishing, Cab International, Wallingford, Oxon, Reino Unido.

Ding ST, Lapillonne, A, Heird WC, Mersmann HJ (2003) A gordura alimentar tem efeitos mínimos na transcrição das concentrações de ácidos gordos no metabolismo dos suínos. J Anim Sci, 81: 423-431.

Manual de Pastagens e Gama Nacional. Nutrição, Maneio e Comportamento Pecuário. Capítulo 6; páginas 6-12.

Organização Mundial de Saúde Guidelines for Drinking Water; Organização Mundial de Saúde, Genebra, 1993.

Gillespie, J. R. Modern Livestock & Poultry Production. 5ª ed. Albany, NY. Delmar Publishers, 1997.

Ridenour, Harlan E. Livestock Nutrition and Feeding (Manual do Aluno).2ª ed. Universidade Estadual de Ohio: Ohio Agricultural Education Curriculum Materials Service (Serviço de Materiais de Educação Agrícola de Ohio), 1991.

Warren, D. M. Small Animal Care and Management. Albany, NY: Delmar Publishers, 1995.

Cullison, A.E. e Lowrey, R.S. (1987). Feeds and Feeding (4ª edição). Prentice-Hall Inc. (1987). ISBN: 0-83591907-2 025

Dryden, G. McL. (2008). Animal Nutrition Science. CABI, REINO UNIDO. ISBN: 978 1 84593 412 5.

Etgen, W. M., James, R.E, e Reaves, P.M. (1987). Gado de Leite, Alimentação e Maneio. John Wiley & Sons, Inc. (1987). ISBN: 0-471-90891-1

Fuentes-Pila, J., M. Ibanez, J. M. De Miguel e D. K. Beede. 2003. Previsão da ingestão média de ração das vacas Holstein em lactação alimentadas com rações totalmente mistas. J. Dairy Sci. 86:309-323.

Haynes, C. (1985). Raising Chicken. TAB Books Inc. (1985). Blue Ridge Summit, PA 17214, USA. ISBN: 0-83060963-6

Lanyasunya et al, KARI, sem data: Estimativa do peso vivo do gado leiteiro usando medidas de circunferência do peito

Pagot, J. (1992). Produção Animal nos Trópicos. The Macmillan Press Ltd, Reino Unido. ISBN: 0-333-53818-8.

CSIRO Publishing 2007. https://mbfp-pastoral.mla.com.au/managing-your-feedbase/understand- livestock-nutritional-requirements/

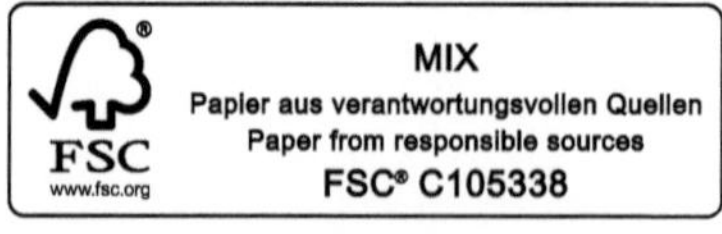

Printed by Books on Demand GmbH, Norderstedt / Germany